U0099643

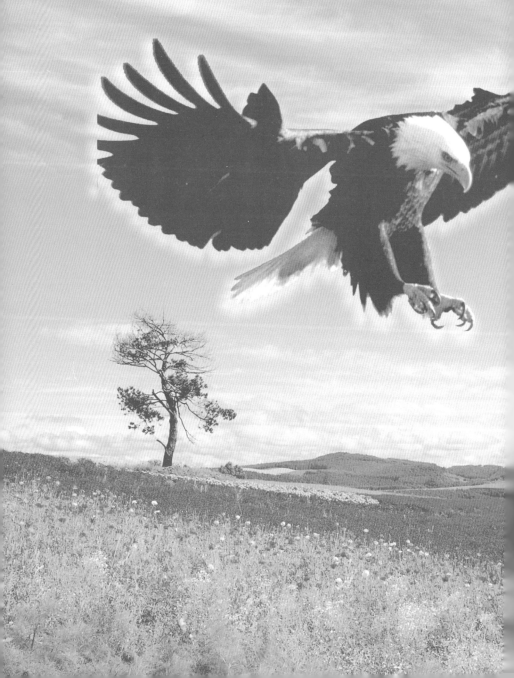

大展好書　好書大展
品嘗好書　冠群可期

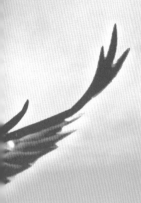

大展好書　好書大展
品嘗好書　冠群可期

健康絕招 5

國醫大師 圖說

小兒推拿

李業甫　主編

品冠文化出版社

編 委 會

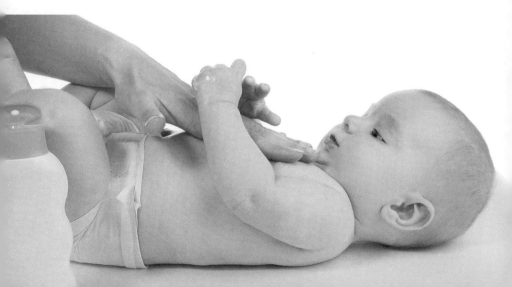

序　言

　　對寶寶的按摩手法與成人按摩手法有較大的不同。

　　首先，對寶寶的按摩力度一定要輕，以免傷害其幼嫩的血管和淋巴管，所以對寶寶的按摩準確地說應該叫「撫摩」。

　　其次，對寶寶撫摩的方向也與成人迥異。為寶寶按摩時，按摩者的手要從寶寶的頭撫摩到軀體，然後從軀體向外撫摩到四肢。

　　這種按摩手法與一般的成人按摩正好相反。成人按摩是順著體液回流的方向，有力地沿四肢向心臟移動。儘管寶寶的按摩是按照從上往下的方向進行的，但多數的按摩動作是撫摩或輕柔地捏。捏的時候要輕，以免傷害寶寶嬌嫩的血管。捏一下，手指要滑動一下，然後再捏一下。

　　按摩時應把寶寶放在安全的地方。如果你覺得在地板上進行按摩不舒服，那麼把寶寶放在床上或椅子上時一定要小心，不能讓他滾下來。特別是當寶寶長到 11 ～ 14 週，自己會翻身時，媽媽更要當心。

　　按摩之前應準備好所需物品，還要預先避免突發噪音，保持寧靜的氛圍。準備活動做好後，為自己選擇一個舒適的、能長時間保持的體位。跪姿，特別是跪坐在腳跟上，可能會損傷膝蓋韌帶。如果開始是這個姿勢，最好在幫寶寶翻身按摩背部時變換一下姿勢。

　　為了使你的身體保持良好狀態，記住按摩時身體彎曲要從臀部彎起，保持背部挺直。腰部彎曲、身體前傾很容易使人疲勞，還可能對背部造成損傷，特別是在腰彎向一側，做撿毛巾等動作時。身體彎曲的同時扭腰很容易傷害背部。

　　保持良好的姿勢，對寶寶的按摩更加有利。按摩時，把手的位置放好後，脊柱前傾，就可以輕鬆自如地控制按摩的手法了。這對寶寶和按摩者都有好處，因為採用這種姿勢按摩，可以緩解按摩者局部肌肉的緊張。

　　為成人按摩，手法要有力，從四肢向心臟方向按摩。而在對寶寶的按摩中，要輕柔地沿著身體向下，從心臟向四肢的方向按摩。

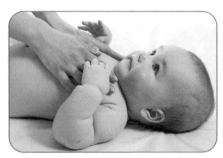
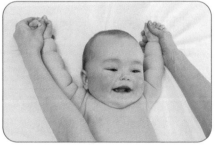

　　註：小兒推拿的對象一般是指 6 歲以下的小兒，特別是 3 歲以下的嬰幼兒。其治療範圍比較廣泛。

目　錄

第三章　小兒常見病推拿，捏捏按按百病消 ◆ 137

第四章　不同體質小兒的推拿方法 ◆231

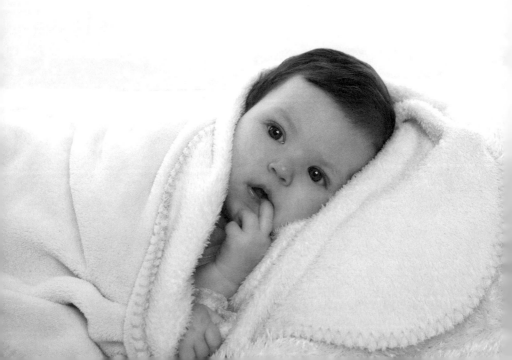

第一章

給孩子治病，
用藥不如用手

推拿醫術是中國古老的醫治疾病的自然療法、物理療法，不需要用藥就能達到治病的作用。寶寶生病了，如果媽媽懂得一點簡單的推拿按摩方法，不僅能幫助寶寶儘快治好病，還能免去寶寶打針吃藥的痛苦。

本章節我們就收集了一些簡單易學的小兒推拿按摩知識，讓媽媽幫寶寶防病治病強身。

從古至今，小兒推拿的形成與發展

　　小兒推拿古稱小兒按摩，是以中醫基礎理論為指導，使用特定手法作用於特定穴位，以平衡機體陰陽、調理臟腑氣血功能，從而達到防治疾病目的的一門學科。小兒推拿是古代勞動人民在與疾病的長期鬥爭過程中不斷發展形成的。

　　早在《五十二病方》中就有如「匕周嬰兒瘛所」治療兒科疾病的記載。

　　《素問・血氣形志篇》中有「形數驚恐，經絡不通，病生於不仁，治之以按摩醪藥」按摩治療疾病的記載。

　　《備急千金要方》中有「小兒雖無病，早起常以膏摩囟上及手足心，甚辟寒風」的記載，詳述了多種小兒疾病的膏摩方法及方藥，可見小兒按摩療法在當時比較盛行。

　　至明代《幼科發揮》始見「推拿」一詞，出現了《小兒推拿方脈活嬰秘旨全書》《小兒推拿秘訣》《小兒按摩經》等大量小兒推拿療法專著，指出了一批小兒推拿特定穴位，小兒推拿的獨特理論體系逐漸形成。

　　清代，小兒推拿得到了進一步發展，專著大量湧現，如《幼科鐵鏡》《幼科推拿秘書》《厘正按摩要術》《小兒推拿廣意》《保赤推拿法》《推拿三字經》等，小兒推拿的特定穴位達 247 個，可謂資料豐富、手法多樣、應用廣泛。

　　國家在中醫政策的指引下，關於小兒推拿療法的研究更為深入，如推拿機制、手法、取穴等，多種古代小兒推拿專著重新刊印，臨床廣泛推行，小兒推拿療法蓬勃發展。

推拿對小兒的好處，父母守護孩子健康的第一課

孩子出生後，父母都希望孩子能健健康康，茁壯成長。推拿透過刺激體表穴位或體表的特定部位，可疏通氣血、以外達內，有調整機體功能、增強體質、防病養生的作用。

瞭解小兒的健康狀況防病痛

透過按壓刺激小兒的穴位及反射區，孩子輕則出現酸、麻、脹的感覺，重則會出現發軟、疼痛的感覺，這是由推拿作用於相對應的經絡、血管和神經所發生的綜合反應，因此形成了一般人「痛則不通，通則不痛」的治療印象。

此外，穴位及反射區表皮的冷熱溫度、硬塊腫痛和色澤、肢體關節功能活動度等，都可成為父母瞭解小兒內臟健康的參考。

運氣血，促排毒，助放鬆

推拿穴位及反射區可促進身體氣血的運行，有利於排毒，還可改善皮膚吸收營養的能力和肌肉張力，使身體不緊繃，筋骨不易受傷，有助於身體放鬆。

而人的手與手指都具備了可舒緩疲倦和疼痛的能力，特別是手指，它是人類感覺器官中最發達的部位，父母用手指給小兒推拿是最合適的方法之一。

特效穴位緩解不適效果佳

　　人體的穴位遍布全身，從頭頂到腳底都有治療疾病的特效穴位。例如，父母按壓中府穴對長期鬱悶不樂、心情煩躁、時時感到胸悶氣短的小兒，有立竿見影的效果。

　　特效穴不但可以針對單一疾病做治療，還可調理全身生理功能，十分適合小兒保健。

增強免疫力，疾病少造訪

　　長期堅持推拿能增強孩子的食慾，並加強消化吸收功能。孩子吃得好，營養吸收充分，機體的免疫功能自然能得到保證，減少生病。

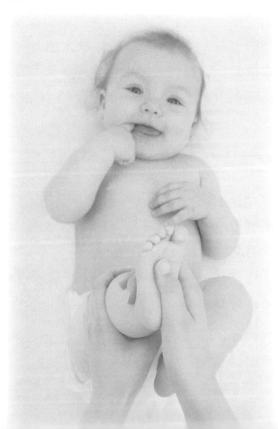

小兒推拿的療法特點

整體調理，注重辨證

小兒推拿療法把小兒機體看作是一個有機的整體，診療疾病過程中十分重視整體的調理。

《小兒推拿廣意》中的「五經」理論認為，小兒是一個對立統一的整體。「小兒百脈匯於兩掌」，手掌也可看成是一個整體的縮影，透過對五指的推拿，經過經絡氣血的作用，就相應地調節了五臟的功能，使其所屬的各有關臟腑受滯的氣血得以流暢，人體的功能得以恢復與增強。

另外尤為重視辨證論治，如《小兒推拿廣意》中將腹痛辨為：熱腹痛、寒腹痛、氣滯食積痛、冷氣心痛等，分別記載了不同類型腹痛的推拿治療取穴以及手法。

特定穴位，講究配伍

小兒推拿在長期的兒科臨床實踐中，逐漸驗明了一批特定穴位。這些穴位不同於《針灸學》中的特定穴，也不同於一般意義上的十四經穴及經外奇穴。

小兒推拿特定穴一般呈點、線、面分布，以雙肘、雙膝以下者為多。《幼科推拿秘書》記載「某病症，以某穴為主，則眾手該用者在前，而此主穴，多用工夫，從其重也。蓋穴君臣，推有緩急」，表明了小兒推拿臨床應用過程中對於穴位配伍的重視。

操作簡便，療效顯著

　　小兒推拿療法是古代勞動人民在與疾病的長期抗爭過程中不斷地積累經驗而來，經後世醫家的完善發展形成，其操作方法多簡便易行，且無毒副作用及額外痛苦，小兒易接受。加之「小兒臟氣清靈，隨撥隨應」。小兒推拿療法具有疏通氣血、調理臟腑、平衡陰陽的功用，經過長期的臨床驗證，其顯著的療效已深入人心。

能治能防，便於推廣

　　小兒推拿療法臨床治療應用範圍廣泛，其疾病預防及日常保健方面的能力也不容忽視。如「摩腹」「捏脊」等在日常生活中在一定程度上已廣泛應用，深受小兒家長的歡迎。

　　在促進小兒的生長發育、增強免疫力等方面的保健作用也為大家所熟知。

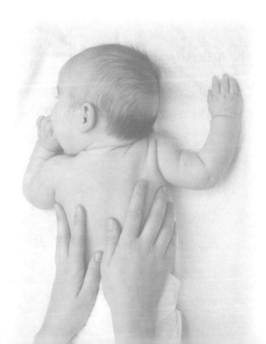

簡單有效，一眼望出寶寶的病

「望」是中醫診察疾病的主要方法，兒科疾病的診斷也是根據望診病史資料進行辨證，診斷為某一性質的證候的過程。同時，由於寶寶自身的生理和病理特點，寶寶望診的運用又與大人有所不同。

望顏色

顏部面色是臟腑氣血盛衰的外部表現，寶寶面色以紅潤而有光澤為正常，枯槁無華為不良。中醫望診的主要色澤以五色主病，即赤、青、黃、白、黑。

赤色

病因：提示為熱證，氣血得熱則行，熱盛則血脈充盈而見皮膚紅。

病症：外感風熱：面紅耳赤，咳嗽，咽痛；
　　　陰虛內熱：午後顴紅。

青色

病因：多為寒證、痛證、瘀血之證和驚風。

病症：裏寒腹痛：面色青白，愁眉苦臉；
　　　驚風或癲癇：面青而晦暗，神昏抽搐。

黃色

病因：多屬體虛或脾胃濕滯。

病症：脾胃失調：面黃肌瘦，腹部膨脹；
　　　腸寄生蟲病：面黃無光澤，伴有白斑。

白色

病因：多為寒證、虛證，為氣血不榮之候。

病症：腎病：面白且有水腫為陽虛水泛；

血虛：面白無華，唇色淡白。

黑色

病因：多為腎陽虛衰，水飲不化，而致氣化無力，陰寒內盛，血失溫養。

病症：水飲證：目眶周圍色黑。

望五官

中醫認為，人體內五臟與外在的五官有著密切的關係，臟腑的病變往往反映在五官的變化上。因此，察看五官，可以找到臟腑病變的痕跡。

眼睛——目為肝之竅

觀察部位：眼瞼、眼球、瞳孔、鞏膜、結膜。

正常：目光有神，光亮靈活，肝腎氣血充盈。

驚風：兩目呆滯或直視上竄。

病危：瞳孔縮小或不等或散大或無反應。

舌頭——舌為心之苗

觀察部位：舌體、舌質、舌苔。

正常：舌體淡紅，活動自如，舌苔薄白而乾濕適中。

氣血虛虧：舌質淡白。

氣滯血瘀：舌質發紫。

邪入營血：舌質紅絳。

嘴——脾開竅於口

觀察部位：口唇、牙齒、齒齦、口腔黏膜、咽喉。

正常：唇色淡紅潤澤，齒齦堅固，口中黏膜平滑。

血瘀：唇色青紫。

胃火上沖：齒齦紅腫。

鵝口瘡：滿口白屑。

麻疹早期：兩頰黏膜有白色小點，周圍有紅暈。

耳朵——耳為腎之竅

觀察部位：耳朵的輪廓外形、耳內有無分泌物。

正常：耳廓豐厚，顏色紅潤，即為先天腎氣充足。

腮腺炎：以耳垂為中心的周緣可見瀰漫腫脹。

中耳炎：耳內疼痛流膿，多為肝膽火盛。

鼻子——肺開竅於鼻

觀察部位：有無分泌物以及分泌物的形狀以及鼻子的外觀。

正常：鼻孔呼吸正常，無鼻涕外流，鼻孔濕潤。

感冒：鼻塞流清涕，為外感風寒引起的感冒；鼻流黃濁涕，為外感風熱引起的感冒。

肺熱：鼻孔乾燥。

查指紋

指紋是指寶寶食指虎口內側的橈側面所顯露的一條脈絡，按指節可分為風關、氣關、命關三部分。在光線充足的地方，一手捏住寶寶食指，用另一手拇指橈側從寶寶食指段命關到風關，用力且適中地推幾下，指紋即顯露。

正常：淡紅略兼青，不浮不沉，隱現於風關之上。

病症：浮沉分表裏，紅紫辨寒熱，三關測輕重。

察二便

寶寶大小便的變化對疾病診斷有一定意義，尤其是腹瀉的

患兒來看病時，家長要帶一份新鮮的大便給醫生，便於做化驗檢查。若發現小便不正常時，就需帶一瓶清早的第一次小便做化驗檢查。

大 便

正常：顏色黃而乾濕適中，新生兒以及較小嬰兒的大便較稀薄。

內傷乳食：大便稀薄。

內有濕熱：大便燥結。

細菌性痢疾：大便可見赤白黏凍，為濕熱積滯。

小 便

正常：尿色多清白或微黃。

疳證：小便渾濁如米泔水，為飲食失調，脾胃虛寒，消化不佳。

黃疸：小便色深黃多為濕熱內蘊。

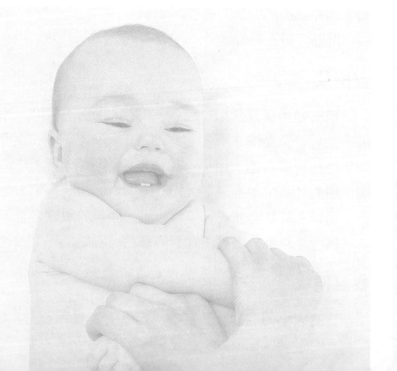

瞭解孩子的發育成長規律

體　重

體重是衡量體格生長的重要指標，也是反映寶寶營養狀況最易獲得的靈敏指標。寶寶體重的增長不是等速的，年齡越小，增長速度越快。

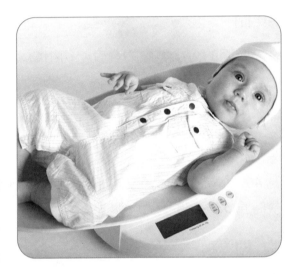

出生最初的 6 個月呈現第一個生長高峰，尤其是前 3 個月；後半年起逐漸減慢，此後穩步增長。出生後前 3 個月每月體重增長 700 ～ 800 克，4 ～ 6 個月每月體重增長 500 ～ 600 克，故前半年每月體重增長 600 ～ 800 克；下半年每月體重增長 300 ～ 400 克。

出生後第二年全年體重增長 2.5 公斤左右，2 歲至青春期前每年體重穩步增長約 2 公斤。

身　高

身高受種族、遺傳、營養、內分泌、運動和疾病等因素影響，短期的病症與營養狀況對身高的影響並不顯著，但是與長期營養狀況關係密切。

身高的增長規律與體重相似，年齡越小增長越快，出生時

身長平均為 50 公分，生後第一年身長增長約為 25 公分，第二年身長增長速度減慢，平均每年增長 10 公分左右，即 2 歲時身長約 85 公分。2 歲以後身高平均每年增長 5 ～ 7 公分，2 ～ 12 歲身高（長）的估算公式為：年齡 ×7+70 公分。

頭　圍

頭圍的大小與腦的發育密切相關。神經系統，特別是人腦的發育在出生後頭兩年最快，5 歲時腦的大小和重量已經接近成人水準。

頭圍也有相應改變，出生時頭圍相對較大，約為 34 公分，1 歲以內增長較快，6 個月時頭圍為 44 公分，1 歲時頭圍為 46 公分，2 歲時平均為 48 公分，到 5 歲時為 50 公分，15 歲時為 53 ～ 58 公分，與成人相近。

胸　圍

胸圍大小與肺和胸廓的發育有關。出生時胸圍平均為 32 公分，比頭圍小 1 ～ 2 公分，1 歲左右胸圍等於頭圍，1 歲以後胸圍應逐漸超過頭圍，頭圍與胸圍的增長曲線形成交叉。

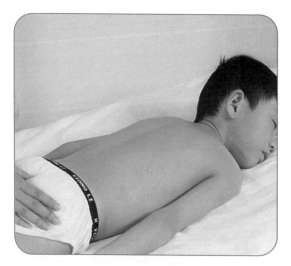

頭圍、胸圍增長曲線的交叉時間與兒童的營養和胸廓發育有關，發育較差者頭圍、胸圍生長曲線交叉時間延後。

前 囟

前囟為額骨和頂骨形成的菱形間隙，前囟對邊中點長度在出生時為 1.5 ～ 2.0 公分，後隨顱骨發育而增大，6 個月後逐漸骨化而變小，多數在 1.0 ～ 1.5 歲時閉合。

前囟早閉常見於小頭畸形，晚閉多見於佝僂病、腦積水或克汀病。前囟是小窗口，它能直接反映許多疾病的早期證候，前囟飽滿常見於各種原因的顱內壓增高，是嬰兒腦膜炎的重要證候，囟門凹陷多見於脫水。

脊 柱

新生兒的脊柱僅輕微後凸，當 3 個月抬頭時，出現頸椎前凸，細微脊柱的第一彎曲；6 個月後能坐，出現第二彎曲，即胸部的脊柱後凸；到 1 歲時開始行走後出現第三彎曲，即腰部的脊柱前凸。至 6 ～ 7 歲時，被韌帶所固定形成生理彎曲，對保持身體平衡有利。坐、立、行姿不正及骨骼病變可引起脊柱發育異常或造成畸形。

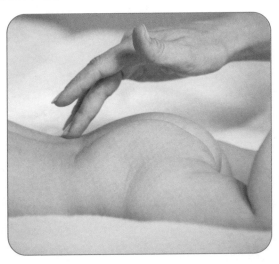

媽媽需要學的 4 種簡單的找穴技巧

在進行小兒推拿的時候，找穴位是最重要的步驟，想要療效好，就得找對穴位的位置。

下面，我們給媽媽們介紹一些比較簡單易學的找穴法寶。

手指度量法

利用自身手指作為測量穴位的尺度，中醫稱為「同身寸」。「手指同身寸取穴法」是幼兒按摩中最簡便、最常用的取穴方法。

「同身」，顧名思義就是同一個人的身體。人有高矮胖瘦，不同的人的手指尺寸長短也不一樣。因此，找小兒身上的穴位時，要以小兒自身的手指作為參照物，切勿用大人的手指去測量。

1寸：大拇指指幅橫寬。

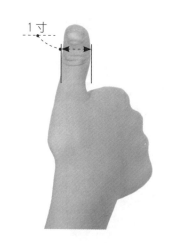

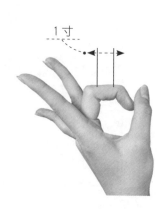

1.5寸：食指和中指二指指幅橫寬。

2寸：食指、中指和無名指三指指幅橫寬。

3寸：食指、中指、無名指和小指四指指幅橫寬。

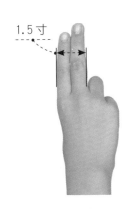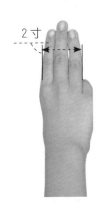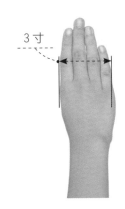

感知找穴法

身體感到異常的時候，用手指壓一壓，捏一捏，摸一摸，如果觸摸時有痛感、硬結、癢等感覺，或和周圍的皮膚有溫度差異如發涼、發燙，或皮膚出現黑痣、斑點，那麼那個地方就是你所要尋找的穴位。

感覺疼痛的部位，或者按壓時有酸、麻、脹、痛等感覺的部位，可以作為「阿是穴」治療。阿是穴一般在病變部位附近，也可在距離病變部位較遠的地方。

感知找穴法相對其他找穴法要簡便隨意，並且效果一點都不遜色。

體表標誌參照法

固定標誌：常見判別穴位的標誌有眉毛、乳頭、指甲、趾甲、腳踝等。如神闕位於腹部臍中央，膻中位於兩乳頭中間。

　　動作標誌：需要做出相應的動作姿勢才能顯現的標誌，如張口取耳屏前凹陷處即為聽宮穴。

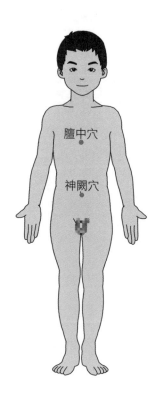

身體度量法

　　利用身體及線條的部位作為簡單的參考度量，中醫稱為「骨度分寸」。如眉間（印堂穴）到前髮際正中為 3 直寸；兩乳頭之間（膻中穴）為 8 寸；胸骨體下緣至臍中為 8 寸；臍孔至恥骨聯合上緣為 5 寸；肩胛骨內緣至背正中線為 3 寸；腋前（後）橫紋至肘橫紋為 9 寸；肘橫紋至腕橫紋為 12 寸；股骨大粗隆（大轉子）至膝中為 19 寸；膝中至外踝尖為 16 寸；脛骨內側髁下緣至內踝尖為 13 寸。

小兒的生理與病理特點
——細緻養護需瞭解

　　小兒的生理結構及其生理功能尚未發育完全，因此與成人是有所區別的。那麼小兒的生理特點與病理特點是怎樣的呢？又獨特在哪？與大人都有什麼不同？這裏，我們來為您逐一闡述。

小兒生理的基本特點

臟腑嬌嫩，形氣未充

　　「臟腑嬌嫩，形氣未充」概括地說明小兒處於生長發育時期，其機體臟腑的形態都還沒有成熟，各種生理功能尚未健全。小兒臟腑柔弱，對病邪侵襲、藥物攻伐的抵抗和耐受能力都比較低。這就是為什麼與成人相比，小兒更容易感受風寒或風熱邪氣，出現發熱、鼻塞流涕、咳嗽等症狀；為什麼小兒在使用攻伐之品的時候，與成人相比，用量也會偏小、禁忌相對較多的原因。

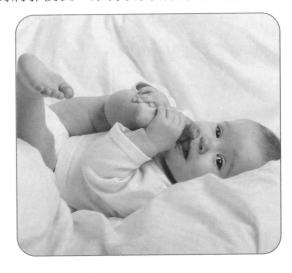

小兒形、氣，即五臟六腑、四肢百骸、氣血津液等，均未充盈，小兒的語言能力、行為能力都比成人差，生殖能力直到青春期後才能逐步完善等。

小兒的臟腑嬌嫩，其中又以肺、脾、腎三臟不足更為突出。這是由於小兒出生後肺臟、脾臟、腎臟皆成而未全、全而未壯。古代醫家把小兒「陽常有餘，陰常不足；肝常有餘，脾常不足；心常有人餘，肺常不足；腎常虛」這種三有餘、四不足的生理現象稱為「稚陰稚陽」。

生機蓬勃，發育迅速

由於臟腑嬌嫩，形氣未充，所以在生長發育過程中，小兒的體格、智力以及臟腑功能，都不斷地趨向完善、成熟。如小兒的身長、胸圍、頭圍隨著年齡的增加而增長，小兒的思維、語言、動作能力隨著年齡的增加而迅速地提高。小兒的年齡越小，生長越快。古代醫家把小兒這種生機蓬勃、發育迅速的生理現象稱為「純陽」。

小兒病理的基本特點

發病容易，轉變迅速

小兒臟腑嬌嫩，形氣未充，為「稚陰稚陽」之體。年齡越小，機體功能越脆弱，小兒抵禦外邪的能力較弱，對病邪抵抗力較差，且小兒冷暖不知自調，飲食不知自節，對自然界適應力較差，一旦調護失宜，在外容易被外邪所傷，如感冒、咳嗽、肺炎等；在內容易為飲食所傷，如消化不良、胃脹、腹瀉等。表現出比成人更容易生病，且年齡越小、發病率越高的特點。小兒容易發病，突出表現在肺、脾、腎系疾病及傳染病方

面。

　　小兒病變迅速的病理特點，主要表現在寒熱虛實的迅速轉化方面，即易虛易實、易寒易熱的病理表現特點。易虛易實是指小兒一旦患病，則邪氣易實，而機體的正氣易虛，病之初常見邪氣呈盛勢的實證，但可迅速出現正氣被損的虛證或虛實並見、錯綜複雜的病症表現。

　　易寒易熱主要是指在疾病過程中，由於小兒「稚陰未長」，故易見陰傷陽亢，表現為熱證；又由於小兒「稚陽未充」，故容易出現陽氣虛衰，表現為陰寒證。

臟氣清靈，易趨康復

　　與成人相比，小兒為純陽之體，生機蓬勃，活力充沛，臟氣清靈，病因單純，少有七情（喜、怒、憂、思、悲、恐、驚）的傷害。在患病後，只要經過及時恰當的治療和護理，病情好轉就會比成人快。因而，小兒雖具有發病容易、轉變迅速的特點，但一般說來，病情好轉的速度較成人更為迅速，疾病治癒的可能也較成人更大。

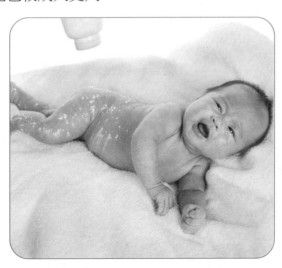

小兒推拿常見潤膚劑

小兒推拿介質的選用恰當與否，關係著最終的治療效果。需要注意的是，小兒的皮膚幼嫩，易過敏，在運用介質進行大面積推拿前，父母應蘸取少許介質到小兒皮膚上，觀察是否有過敏反應。

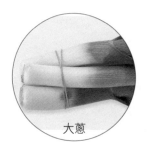

大蔥

汁 劑

即擠壓藥材鮮品等取汁，亦可加少量清水製成水劑。

▶大蔥汁

大蔥有發汗解表、通陽利水的作用。蘸其汁進行推拿，可增強治療風寒頭痛、鼻塞、流清涕等病症的效果。

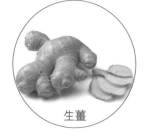

生薑

▶生薑汁

生薑有解表散寒、溫中止嘔的作用。蘸其汁進行推拿，可增強治療風寒感冒、頭痛無汗、背冷項強、咳喘、胃寒嘔吐、腹部冷痛等病症的效果。

▶大蒜汁

大蒜有溫中健脾、殺蟲止癢的作用。蘸其汁進行推拿，可增強治療小兒感冒、咳嗽、疹子瘙癢紅腫等病症的效果。

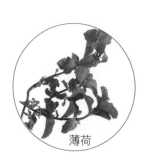

薄荷

▶薄荷汁

薄荷有散風清熱、解鬱透表的作用。

蘸其汁進行推拿，可增強治療小兒外感風熱、頭痛、鼻塞、發熱、汗出惡風、咽喉腫痛、咽癢、口腔潰瘍、風火牙痛等病症的效果。

▶荸薺汁

荸薺有清熱明目、消積化痰的作用。蘸其汁進行推拿，可增強治療小兒脾虛發熱、疳積等病症的效果。

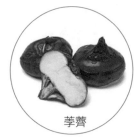

荸薺

▶藿香汁

藿香有解暑化濁、理氣和中的作用。蘸其汁進行推拿，可緩解小兒中暑頭痛、噁心、嘔吐等病症。

▶荷葉汁

荷葉有升發清陽、清熱解暑、散瘀止血的作用。蘸其汁進行推拿，可增強治療小兒夏季中暑、頭痛、頭脹、不思飲食等病症的效果。

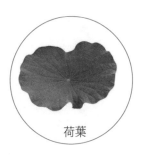

荷葉

▶蓮藕汁

生蓮藕有清熱生津、涼血散瘀的作用。蘸其汁進行推拿，可增強治療小兒疳積、皮膚瘙癢等病症的效果。

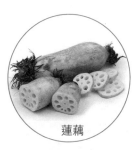

蓮藕

▶雞蛋清

雞蛋清有補益脾胃、潤澤肌膚、消腫止痛的作用。蘸蛋清進行推拿，可增強治療小兒發熱、咳嗽、疳積、皮膚乾燥等病症的效果。

水　劑

水劑是用溫水浸泡某些藥物的水溶液（*浸泡時應不斷攪*

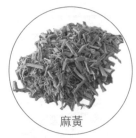

麻黃

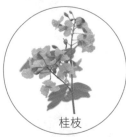

桂枝

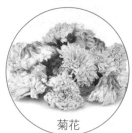

菊花

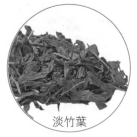

淡竹葉

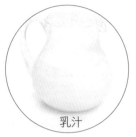

乳汁

拌）。一般來說，花草葉類的藥物需浸泡 20 ～ 30 分鐘，如麻黃、菊花、淡竹葉等；木質類的藥物浸泡時間較長，約 1 小時或更長時間。

▶麻黃浸液

麻黃有發汗解表、平喘利尿的作用。蘸其液進行推拿，可增強治療小兒風寒感冒表實證之發熱無汗、頭身疼痛等病症的功效。

▶桂枝浸液

桂枝有解肌發汗、溫經通陽的作用。蘸其液進行推拿，可增強治療小兒風寒感冒、頭痛、小便不利等病症的效果。

▶菊花浸液

菊花有散風清熱、明目的作用。蘸其液進行推拿，可增強治療小兒感冒、頭痛發熱、目赤腫痛等病症的效果。

▶淡竹葉浸液

淡竹葉有清心除煩、利尿解渴的作用。蘸其液進行推拿，可增強治療小兒發熱、煩躁等病症的效果。

乳　汁

取健康婦女的乳汁，亦可用鮮牛奶代替。乳汁有補虛益氣、清熱潤燥、滋陰血、益心氣、和腸胃的作用。蘸乳汁進行推拿，可增強治療小兒目赤流淚、疳積、

腹痛、腹脹、腹瀉等病症的效果。

粉 劑

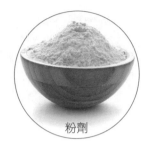

粉劑

　　最常用的粉劑是滑石粉或以滑石粉為主的粉劑，如嬰兒痱子粉等，有清熱滲濕、潤滑皮膚、防損止癢的作用。推拿時使用粉劑，可增強治療小兒發熱、皮膚瘙癢等病症的效果。

油 劑

　　油劑是用生活中常見的油類作為介質，最常用的有芝麻油、清涼油等。

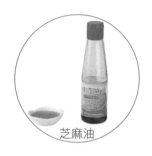

芝麻油

▶芝麻油

　　芝麻油有補虛健脾、潤燥的作用。蘸此油進行推拿，可增強治療小兒疳積、腹脹等病症的效果。

▶清涼油

　　清涼油有散風消腫、止痛止癢、醒神的作用。蘸此油進行推拿，可增強治療小兒夏季中暑、頭暈等病症的效果。

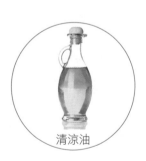

清涼油

深入瞭解小兒推拿
是治癒疾病的良好開端

在給小兒進行推拿前深入瞭解推拿基本常識是很有必要的，這既能讓我們更好地學習推拿操作，又能為孩子提供更舒適、更體貼的服務。

小兒推拿手法的基本要求

推拿前

小兒狀態

小兒過饑或過飽時，均不利於推拿療效的發揮。因此，在小兒哭鬧時，要先安撫好小兒的情緒再進行推拿，以達到更好的保健效果。

環境選擇

首先需營造一個安靜、溫暖（室溫 28℃左右）且舒適的環境與氛圍。應選擇避風、避強光、噪聲小的地方。室內應保持安靜、整潔，空氣清新、溫度適宜。

清潔手部

按摩前父母要摘下戒指、手鐲、手錶等飾物，洗淨雙手，剪短指甲。剛剪過的指甲，一定要用指甲銼銼平，以免操作時誤傷小寶寶。

另外，可在孩子的身上塗抹一些痱子粉或滑石粉，在推拿時能對孩子的肌膚起到一定的保護作用。

搓熱孩子的手掌

推拿前讓孩子自己搓熱雙手，可提高推拿的療效。冬季為寶寶做推拿前，父母應該先搓暖自己的雙手。

推拿中

小兒推拿手法的操作順序

一般先頭面部，次上肢，再胸腹腰背，最後是下肢；也可先重點，後一般；或先主穴，後配穴。「拿、掐、捏、搗」等強刺激手法，除急救以外，一般放在最後操作，以免小兒哭鬧不安，影響治療的進行。

姿勢適當

在施行手法時要注意小兒的體位姿勢，原則上以使小兒舒適為宜，能消除其恐懼感，同時還要便於操作。

明確診斷，選用穴位

這是推拿中最重要的一點，小兒推拿治療前，必須有明確的診斷。如果家長不能肯定，請先送至醫院就診。每次給孩子推拿最好只針對一個毛病，如果保健和治療目的太多、推拿的穴位太雜，會影響最終治療效果。推拿時穴位可以較治療時少取，刺激程度應略低。

力道平穩

小兒推拿手法的基本要求是均勻、柔和、輕快、持久。力道不可忽輕忽重，宜平穩、緩慢進行。推拿動作不一定要按照步驟來，應靈活應用，讓小兒感到舒適即可。

推拿時間

一般情況下，小兒推拿一次總的時間為 10 ～ 20 分鐘。但是由於病情和小兒年齡的不同，在推拿次數和時間上也有一定的差別。年齡大、病情重，推拿次數多，時間相對較長。反

之，次數少，時間短。一般每日 1 次，重症每日 2 次。需長時間治療的慢性病 7 ～ 10 天為 1 個療程。1 個療程結束後，可休息數日，然後進行下一個療程。

推拿後

注意適量補水

推拿完後讓孩子喝 300 ～ 500 毫升的溫開水，可促進新陳代謝，有排毒的療效。

注意保暖

推拿後要注意避風，忌食生冷。若要將小兒身上的介質清潔乾淨，應當使用溫水將手、腳洗淨，並且雙腳要注意保暖。

避免劇烈運動

按摩後適當靜養休息，不可進行劇烈運動，以利於經絡平穩運行，達到較好的按摩效果。

小兒推拿次數和補瀉手法

推拿的次數

推拿次數，是指運用手法在穴位上操作次數的多少。適當的次數能使疾病很快痊癒，若次數少就起不到治療作用；次數過多則無益甚至有害。

《推拿三字經》曰：「大三萬，小三千，嬰三百，加減良」。

一般而言，手法次數的多寡，應根據患兒年齡大小、病症虛實、病情輕重酌情增減，靈活掌握。小兒推拿的頻率應以每分鐘 150 ～ 200 次為宜。

推拿的補瀉手法

方向補瀉法

在穴位上做向心性方向直推為補，離心性方向直推為瀉。推五經時，旋推為補，直推為瀉。順著經脈走向操作為補，逆著經脈走向操作為瀉。用搖法和推法時，向裏為補，向外為瀉。在穴位上來回推，或左右各推半數，為平補平瀉。

快慢補瀉法

一般認為，操作頻率緩慢者為補，操作頻率快疾者為瀉。

次數補瀉法

一般而言，小兒、體弱、虛證者，手法次數宜少，為補法。

輕重補瀉法

指在穴位上操作時手法用力的大小。輕手法為補，重手法為瀉。

父母必學的小兒基礎推拿手法

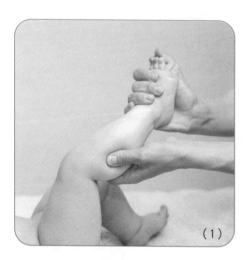

(1)

（1）推 法

直推法：用拇指、食指或中指任一手指指腹在皮膚上做直線推動。

旋推法：用拇指指腹在皮膚上做順、逆時針推動。

分推法：用雙手拇指指腹按在穴位上，向穴位兩側方向推動。

【手法要領】

力度由輕至重，速度由慢至快。對初次接受治療者需觀察反應，隨時詢問其感覺以便調節。

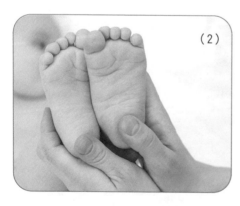

(2)

（2）揉 法

用指端或大魚際或掌根或手肘，在穴位或某一部位上做順、逆時針方向旋轉揉動。

【手法要領】

手指和手掌應緊貼皮膚，與皮膚之間不能移動，而皮下的組織被揉動，幅度可逐漸加大。

（3）按 法

用手指或手掌在身體某處或穴位上用力向下按壓。

【手法要領】

按壓的力量要由輕至重，使患部有一定壓迫感後，持續一段時間，再慢慢放鬆。

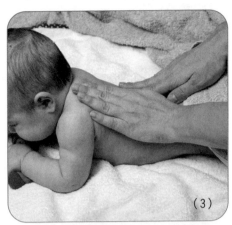

(3)

（4）運 法

以拇指或食指的螺紋面著力，附著在施術部位或穴位上，做由此穴向彼穴的弧形運動，或在穴周做週而復始的環形運動。

【手法要領】

宜輕不宜重，宜緩不宜急，要在體表旋轉摩擦推動，不帶動深層肌肉組織。

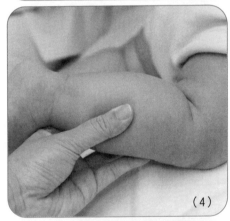

(4)

（5）掐 法

用拇指、中指或食指在身體某個部位或穴位上做深入並持續的掐壓。

【手法要領】

力度需由小到大，使其作用為由淺到深。

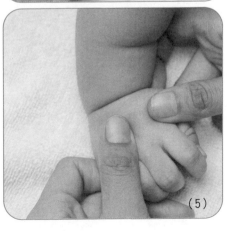

(5)

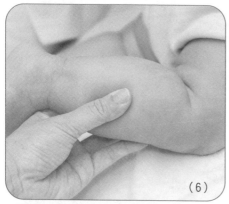

（6）

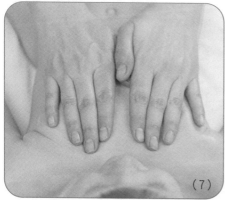

（7）

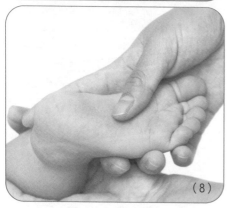

（8）

（6）拿 法

用拇指與食指、中指或其他手指相對做對應鉗形用力，捏住某一部位或穴位，做一收一放或持續的揉捏動作。

【手法要領】

腕部放鬆靈活，要由輕到重，再由重到輕。力量集中於指腹和手指的整個掌面。

（7）搓 法

用雙手在肢體上相對用力進行搓動的一種手法。

【手法要領】

頻率一般為 30～50 次／分，搓動速度開始時由慢至快，結束時由快至慢。

（8）搖 法

以關節為軸心，做肢體順勢輕巧的緩慢回旋運動。

【手法要領】

搖動的動作要緩和穩妥，速度要慢，幅度應由小到大，並要根據病情適可而止。

（9）擦　法

用手指或手掌或大、小魚際在皮膚上進行直線來回摩擦的一種手法。

【手法要領】

在操作時多用介質潤滑，防止皮膚受損。以皮膚發紅為度，切忌用力過度。

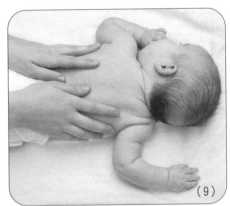

(9)

（10）摩　法

用手指或手掌在身體某一部位或穴位上，做皮膚表面順、逆時針方向的回旋摩動。

【手法要領】

手指或手掌不要緊貼皮膚，在皮膚表面做回旋性的摩動，作用力溫和而淺表，僅達皮膚與皮下。

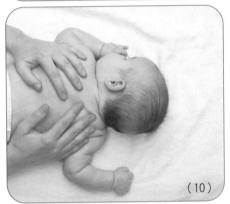

(10)

（11）捏　法

用拇指和食、中兩指相對，挾提皮膚，雙手交替捻動，向前推進。

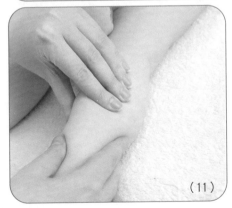

(11)

【手法要領】力度可輕可重，速度可快可慢。可單手操作，也可雙手操作。

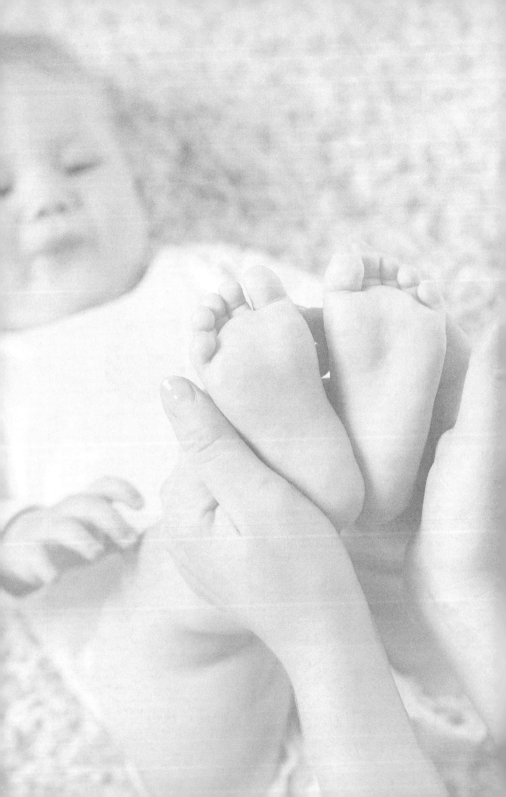

第二章

寶寶身上的穴位樞紐，
媽媽一按就知道

如果寶寶身體出現問題，可以推拿寶寶身體上的穴位進行治療。中醫說：人體是以五臟為中心，由經絡聯絡全身的有機整體。施行推拿經絡，使其體內相應的臟腑產生相應的生理變化，可以增強寶寶的抵抗力，還有預防和治療疾病的作用。

頭面部按摩常用穴位

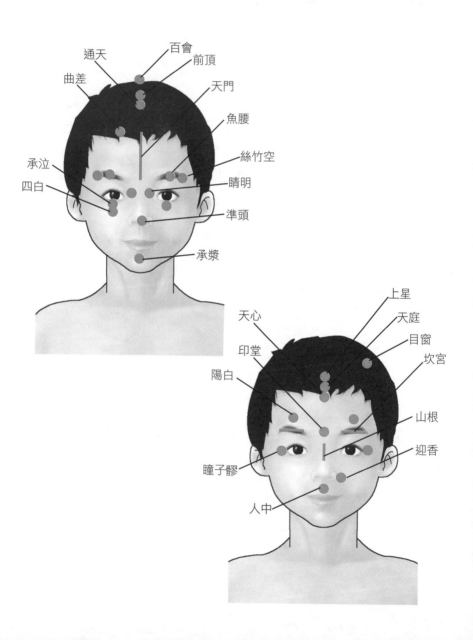

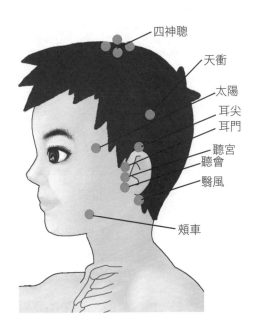

四神聰
天衝
太陽
耳尖
耳門
聽宮
聽會
翳風
頰車

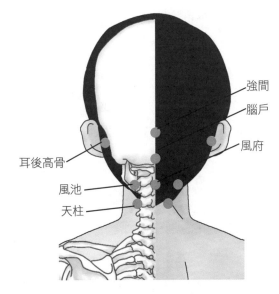

強間
腦戶
風府
耳後高骨
風池
天柱

開天門 鎮靜安神、開竅醒腦

　　開天門是小兒推拿外感四大手法之首，用於治療感冒、頭痛、流鼻涕等。此法助睡眠效果非常不錯，使用這個手法，過不了多久，寶寶就睡著了。

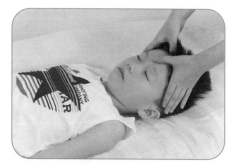

【穴位定位】
天門又名攢竹，為兩眉頭連線的中點至前髮際成一條直線，簡單地說就是額頭的正中線。

【功效主治】小兒頭痛、小兒驚風、小兒發熱、感冒、精神萎靡、驚煩不安等病症。

【按摩方法】用拇指以適宜的力度揉按天門穴 10 次，然後先順時針，再逆時針，各揉 20 圈。

推坎宮 疏風解表、醒腦明目

　　推坎宮對於治療外感十分有效，對於治療急性結膜炎效果更好。春季是結膜炎發作的高峰期，如果孩子眼睛發紅、發癢，就可以多給寶寶推推坎宮。

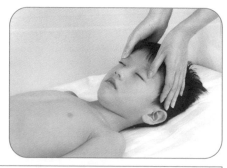

【穴位定位】
坎宮位於自眉心起沿眉向眉梢成一橫線。

【功效主治】小兒發熱、小兒驚風、小兒頭痛、目赤腫痛等病症。

【按摩方法】用兩手拇指螺紋面著力自眉心向眉梢分向推動，按摩力度由輕柔至深透，以眉心微微發紅為度，常規按摩 30 ～ 50 次。

點按上星 〔 熄風清熱、寧神通鼻 〕

　　當孩子哭鬧不安時，家長可以用拇指按揉孩子頭部的上星穴，按揉一會後孩子便會安靜下來。

【穴位定位】

上星位於頭部，當前髮際正中直上1寸。

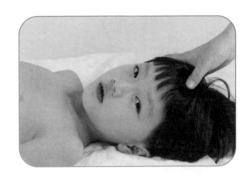

【功效主治】小兒頭痛、驚風、發熱、感冒、精神萎靡、驚煩不安等病症。

【按摩方法】用食指（或拇指）指腹點按上星穴1～3分鐘，以局部有酸脹感為度。

揉按天庭 〔 寧神醒腦、降逆平喘 〕

　　孩子感冒後，往往會伴隨咳嗽的症狀，甚至出現氣急喘促的現象。這時，父母可掐按孩子的天庭穴來緩解症狀。

【穴位定位】

天庭位於頭部，當前髮際正中直上0.5寸，有個凹下去的地方即是。

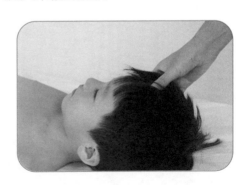

【功效主治】小兒打嗝、咳喘、急性鼻炎、淚腺炎、小兒鼻塞、流清涕、口眼喎斜等病症。

【按摩方法】用拇指指腹先順時針再逆時針方向揉按天庭穴2～3分鐘，每天1～2次。

揉按天心　疏風解表、鎮驚安神

　　天心穴有疏風鎮驚的作用，若孩子頭痛不適、哭鬧，按揉此穴可讓孩子安靜下來。可與開天門配合使用。

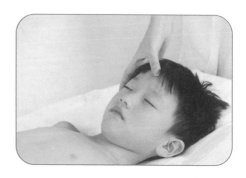

【穴位定位】
天心位於額頭正中，頭髮的下方部位。

| 【功效主治】小兒頭痛、眩暈、失眠、鼻竇炎、鼻塞、小兒發熱、流涕等病症。 | 【按摩方法】用拇指指腹先順時針再逆時針方向揉按天心穴 2 分鐘，每天 2 次。 |

揉按印堂　清頭明目、通鼻開竅

　　每天用拇指和食指捏起小兒兩眉間的皮膚稍向上拉 100 次，可激發陽氣，使頭腦反應敏銳，增強記憶力，保護視力。

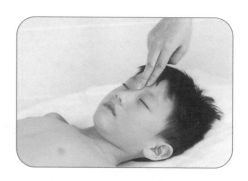

【穴位定位】
印堂位於額部，當兩眉頭之中間。

| 【功效主治】小兒驚風、感冒、頭痛、鼻塞、流涕、鼻炎、昏厥、抽搐等病症。 | 【按摩方法】用食指、中指指腹點揉印堂穴 12 次，再用拇指指甲掐按印堂穴 5 次，以局部皮膚潮紅為度。 |

揉按太陽 　寧神醒腦、袪風止痛

按摩太陽穴有疏風解表、清熱、明目、止頭痛的作用。此穴陽氣盛，是寒邪的剋星。揉太陽可以較好地預防和治療感冒。

【穴位定位】

太陽位於顳部，當眉梢與目外眥之間，向後約一橫指的凹陷處。

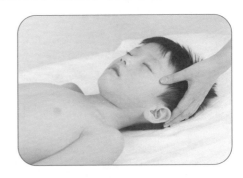

【功效主治】小兒頭痛、偏頭痛、眼睛疲勞、牙痛、發熱、驚風、目赤腫痛等病症。

【按摩方法】用一手拇指指腹緊貼太陽穴，按順時針的方向揉按 30～50 次。用相同手法揉按另一側太陽穴。

揉耳後高骨 　疏風解表、安神止痛

按摩耳後高骨穴具有疏風解表、鎮靜安神的作用，對於治療感冒引起的頭痛、發熱、煩躁不安等療效顯著，對於治療鼻炎效果也很好。

【穴位定位】

耳後高骨位於兩側耳後入髮際、乳突後緣高骨的凹陷中。

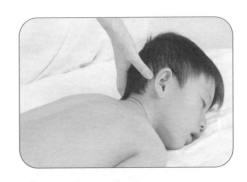

【功效主治】小兒感冒、頭痛、驚風、煩躁不安等病症。

【按摩方法】用拇指或中指指端按揉，稱按揉耳後高骨。通常按揉 1～2 分鐘。

掐按山根 （醒目定神、開關竅）

孩子出現昏迷、抽搐、驚風等病症時，可以用拇指在山根穴上掐壓，以緩解病症。

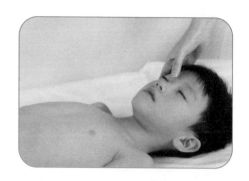

【穴位定位】
山根位於兩眼內眥連線中點與印堂之間的斜坡。

【功效主治】小兒驚風、昏迷、抽搐、目赤腫痛、鼻塞不通等病症。

【按摩方法】用拇指指端掐按山根穴 30 次，以局部有酸痛感為度。

掐按準頭 （疏風解表、治鼻炎）

掐按準頭穴對小兒鼻部不適有一定的緩解作用，如感冒時引起的鼻塞，鼻炎引起的鼻乾、鼻癢等。

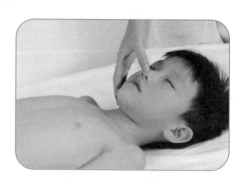

【穴位定位】
準頭位於鼻尖端。

【功效主治】小兒感冒、鼻乾、鼻塞、慢驚風等病症。

【按摩方法】用拇指指尖掐壓準頭穴 3～5 次，然後將中指指腹點按在準頭穴上，以順時針的方向揉按 50～100 次。

掐按人中 ＿醒神開竅、解痙通脈＿

遇到中暑、昏迷等突發急症時，我們往往會想到掐人中穴這個急救辦法。其實經常揉按人中穴還能強健小兒筋骨。

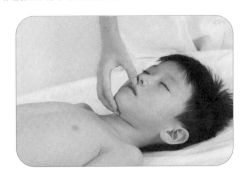

【穴位定位】
人中位於面部，當人中溝的上 1/3 與中 1/3 交點處。

【功效主治】小兒驚風、昏迷、中暑、窒息、驚厥、抽搐、口眼喎斜等病症。	【按摩方法】用拇指指端掐按人中穴 20 ～ 40 次，以局部有酸痛感為度。

揉按目窗 ＿補氣壯陽、清頭目＿

目窗穴在頭部眼目的上方，善治眼疾，猶如明目之窗。孩子長時間用眼，出現視物模糊、視力下降等眼部疲勞症狀時，家長不妨按揉孩子此穴。

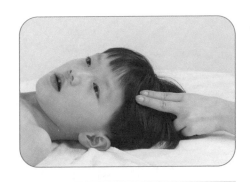

【穴位定位】
目窗位於頭部，當前髮際上 1.5 寸，頭正中線旁開 2.25 寸。

【功效主治】小兒頭痛、目眩、癲癇、目赤腫痛等病症。	【按摩方法】將食指、中指伸直併攏，用指腹揉按目窗穴 1 ～ 3 分鐘，以局部皮膚發熱為度。

揉按前頂　清熱瀉火、寧神

　　前頂穴位於頭部，有寧神瀉火的功效。經常按揉此穴，對於頭面部的病症可以起到緩解和治療的效果。

【穴位定位】
前頂位於頭部，當前髮際正中直上3.5寸（百會前1.5寸）。

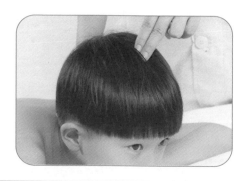

【功效主治】小兒頭痛、頭暈、目眩、目赤腫痛、驚癇等病症。

【按摩方法】將食指、中指併攏，用指腹按揉前頂穴1～3分鐘，以局部有酸脹感為度。

揉按百會　升陽舉陷、益氣固脫

　　百會穴與腦密切相關，是調節大腦功能的要穴。父母經常刺激小兒此穴，可幫助其開發智力。

【穴位定位】
百會位於頭部，當前髮際正中直上5寸，或兩耳尖連線的中點處。

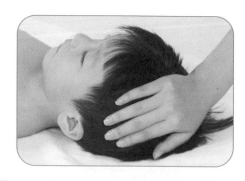

【功效主治】小兒頭痛、目眩、失眠、焦躁、驚風、脫肛、遺尿、慢性腹瀉等病症。

【按摩方法】將手掌置於百會穴上，先以順時針方向揉按50次，再以逆時針方向揉按50次，每天2～3次。

揉按四神聰　　益智補腦、止頭痛

　　腦為元神之府，四神聰穴在頭頂百會穴四周。刺激該穴可促進頭部血液循環，起到醒神益智、助眠安神、增強記憶力的作用。

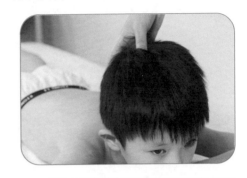

【穴位定位】
四神聰位於頭頂部，當百會前後左右各1寸，共4穴。

【功效主治】小兒多動症、大腦發育不全、頭痛、眩暈、失眠、夜啼、驚風等病症。

【按摩方法】用拇指指腹沿著四神聰穴位繞圈揉按，揉按30～50圈，力度由輕至重，按到四神聰時重按。

揉按腦戶　　疏肝利膽、降濁升清

　　腦戶穴的簡便取穴方法：正坐低頭或俯臥位，在枕部可摸到一突出的隆起（枕外隆凸），在該隆起的上緣可觸及一凹陷，按壓有酸痛感處即為此穴。

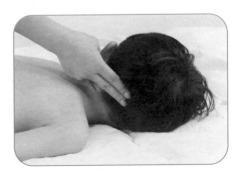

【穴位定位】
腦戶位於後髮際正中直上2.5寸，風府上1.5寸，枕外隆凸的上緣凹陷處。

【功效主治】小兒頭重、頭痛、目赤腫痛、目外眥痛、牙痛等病症。

【按摩方法】將食指、中指併攏，用指腹以順時針方向揉按腦戶穴3～5分鐘，以局部有酸脹感為度。

揉按強間　行氣、化痰、活血

　　強間穴位於頭部，平時除了可以用手指進行按揉外，還可以用梳子多梳理頭部，以促進頭部血液循環，改善頭痛、頭暈、目眩等病症。

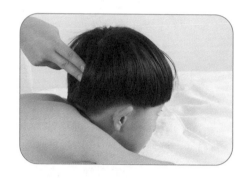

【穴位定位】
強間位於頭部，當後髮際正中直上4寸（腦戶上1.5寸）。

| 【功效主治】小兒頭痛、目眩、頭暈、失眠、煩躁不安等病症。 | 【按摩方法】將食指、中指併攏，用指腹順時針揉按強間穴2～3分鐘，力度逐漸加重，以局部有酸脹感為度。 |

揉按風府　散熱吸濕、通關開竅

　　本穴為風邪聚集的部位，可以治療風疾。父母經常刺激小兒此穴，可以促進頭部血液循環，通利開竅。

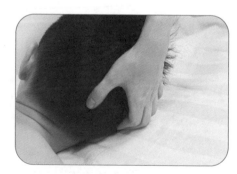

【穴位定位】
風府位於後髮際正中直上1寸，枕外隆凸直下，兩側斜方肌之間凹陷中。

| 【功效主治】小兒頭痛、鼻塞、發熱、流涕、頭暈、癲癇、痴呆、咽喉腫痛等病症。 | 【按摩方法】將拇指指腹放在風府穴上，先以順時針方向揉按30圈，再以逆時針方向揉按30圈。 |

揉按風池　（發汗解表、袪風散寒）

按摩風池穴對寶寶具有發汗解表的功效，同時還有明目作用，對於小兒習慣性落枕也有一定的療效。

【穴位定位】

風池位於項部，當枕骨之下，與風府相平，胸鎖乳突肌與斜方肌上端之間的凹陷處。

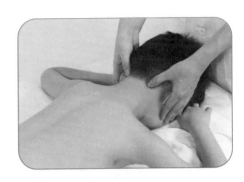

【功效主治】小兒感冒、頭痛、發熱無汗、落枕、背痛、目眩、頸項強痛等病症。

【按摩方法】用拇指指腹以順時針的方向揉按風池穴 30 次。用相同手法揉按另一側風池穴。

揉按迎香　（袪風通竅）

擦迎香穴是沿鼻翼兩側上下來回快速摩擦 50 ～ 100 次，用於改善寶寶鼻塞。針對寶寶鼻塞，迎香穴是最好的選擇。

【穴位定位】
迎香位於鼻翼外緣中點旁，當鼻唇溝中。

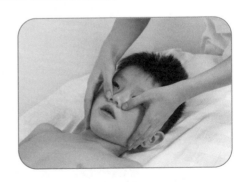

【功效主治】治小兒感冒、鼻出血或慢性鼻炎等引起的鼻塞、流涕、呼吸不暢等病症。

【按摩方法】將拇指指腹直接垂直按壓在迎香穴上，以順、逆時針的方向各揉按 1 ～ 3 分鐘，每天 2 次。

推天柱 祛風散寒、降逆止嘔

因為孩子的胃部很淺，所以很容易嘔吐，嬰兒多半都會因此而經常吐奶，推揉孩子天柱穴可以有所緩解。

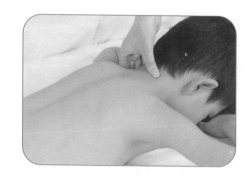

【穴位定位】
天柱位於項部，大筋（斜方肌）外緣之後髮際凹陷中，約當後髮際正中旁開1.3寸。

【功效主治】小兒項強、頭痛、發熱、驚風、嘔吐等病症。

【按摩方法】拇指指腹自上而下直推天柱穴100～200次，力度由輕至重，以局部皮膚潮紅為度。

揉魚腰 鎮驚安神、疏風通絡

刺激魚腰穴可加速眼部排毒消腫能力，讓眼部肌膚儘快消除水腫，經常刺激小兒此穴，對治療眼部疾病如沙眼、視神經炎有較好作用。

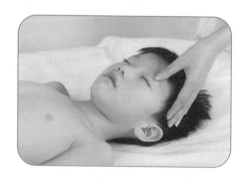

【穴位定位】
魚腰位於額部，瞳孔直上，眉毛中。

【功效主治】小兒口眼喎斜、目赤腫痛、眼瞼跳動、眼瞼下垂、近視、急性結膜炎、眉棱骨痛等病症。

【按摩方法】用拇指指腹沿著眉毛的弧度推按到太陽穴50次，推到魚腰穴處用力以順時針方向揉2次。

提拿睛明 ｜降溫除濕、明目安神｜

　　睛明穴靠近眼部，經常按揉此穴對眼部疾患有一定的緩解效果。此外，當眼部出現疲勞或不適時，也可經常提拿睛明以緩解。

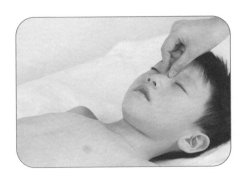

【穴位定位】
睛明位於面部，目內眥角梢上方凹陷處。

【功效主治】小兒目赤腫痛、迎風流淚、青盲、夜盲、色盲、近視、慢性結膜炎、淚囊炎、角膜炎等病症。

【按摩方法】將拇指、食指分別按在睛明穴上，用力提拿睛明，有節奏地一捏一放 20 次。

揉按承泣 ｜明目定神、防近視｜

　　承泣穴有明目的效果，不僅對眼部的各種病症有良好的治療效果，對頭面部其他病症，如口眼喎斜等也有一定的療效。

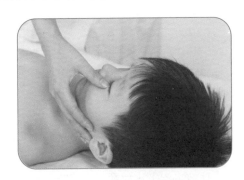

【穴位定位】
承泣位於面部，瞳孔直下當眼球與眼眶下緣之間。

【功效主治】小兒近視、目赤腫痛、流淚、夜盲、口眼喎斜等病症。

【按摩方法】用拇指指腹先以順時針方向揉按承泣穴 2 分鐘，再以逆時針方向揉按 2 分鐘，力度適中。

揉按四白 　祛風明目、通經活絡

指壓四白穴，能提高眼睛功能，對於近視、色盲等眼部疾病很有療效。還可以由指壓四白穴來減輕色盲症狀。

【穴位定位】
四白位於面部，瞳孔直下，眶下孔凹陷處。

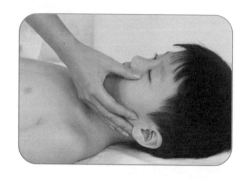

【功效主治】小兒目赤腫痛、口眼喎斜、青光眼、夜盲、鼻竇炎、膽道蛔蟲症、頭痛、眩暈等病症。

【按摩方法】用拇指指腹先以順時針方向揉按四白穴 2 分鐘，再以逆時針方向揉按 2 分鐘，力度適中。

揉按瞳子髎 　降濁祛濕、養肝明目

家長每天騰出一點時間，晚飯前或睡前給孩子揉揉瞳子髎穴，可以有效預防眼部疾病。

【穴位定位】
瞳子髎位於面部，目外眥旁，當眼眶外側緣處。

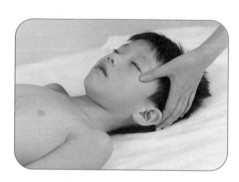

【功效主治】小兒頭痛、目赤、目痛、怕光羞明、迎風流淚、視力減退等病症。

【按摩方法】用拇指指腹按壓瞳子髎穴，先以順時針方向揉按 20 次，再以逆時針方向揉按 20 次，力度由輕至重。

揉按陽白　清頭明目、袪風瀉熱

　　小兒抵抗力差，時不時會有個頭疼腦熱。此時，父母可刺激小兒陽白穴來緩解頭痛、目赤腫痛、感冒等病症。

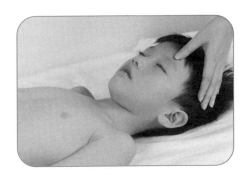

【穴位定位】
陽白位於前額部，瞳孔直上，眉上1寸。

【功效主治】小兒頭痛、感冒、目眩、目痛、視物模糊、眼瞼跳動、眼瞼下垂、口眼喎斜、夜盲等病症。

【按摩方法】用拇指指腹按壓陽白穴，分別以順時針和逆時針方向揉按20次，力度由輕至重。

揉按絲竹空　降濁除濕、止頭痛

　　經常刺激小兒絲竹空穴，可以明目鎮驚，除可緩解頭面部疾患外，還可以保護小兒視力。

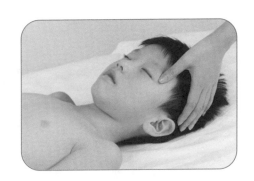

【穴位定位】
絲竹空位於面部，當眉梢凹陷處。

【功效主治】小兒頭痛、目眩、目赤腫痛、眼瞼跳動、視物不明、牙痛、面神經麻痺、小兒驚風等病症。

【按摩方法】用拇指指腹以順時針方向揉按絲竹空穴2分鐘，力度逐漸加重。

揉按曲差　通竅明目

　　曲差穴有疏風通竅、清熱明目、安神利竅的作用。經常按揉曲差穴，對小兒鼻塞、感冒、眼部不適等均有緩解效果。

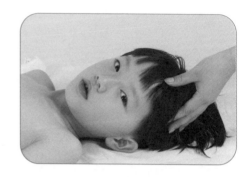

【穴位定位】

曲差位於頭部，當前髮際正中直上 0.5 寸，旁開 1.5 寸，即神庭與頭維連線的內 1/3 與中 1/3 交點上。

【功效主治】小兒頭暈、眩暈、鼻塞、咳喘、視物模糊等病症。

【按摩方法】將拇指置於曲差穴上，用指腹揉按 1 ～ 3 分鐘，以局部有酸脹感為度。

揉按通天　清熱祛風、通利鼻竅

　　通天穴是人體足太陽膀胱經中眾多的穴位之一，它可以幫助緩解鼻炎鼻塞症狀。此外，經常按摩通天穴還可以緩解偏頭痛。

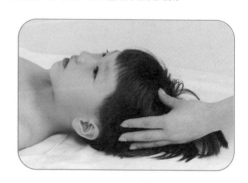

【穴位定位】

通天位於頭部，當前髮際正中線上 4 寸，旁開 1.5 寸。

【功效主治】小兒頭痛、眩暈、鼻塞等病症。

【按摩方法】將拇指置於通天穴上，用指腹揉按 1 ～ 3 分鐘，以局部有酸脹感為度。

按壓承漿　生津斂液、舒經活絡

承漿穴主要用於治療面部口唇疾患，如流涎、面腫、口腔潰瘍、齒痛等。經常按摩承漿穴，可改善小兒流涎。

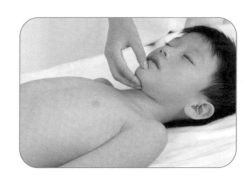

【穴位定位】

承漿位於面部，當頦唇溝的正中凹陷處。

【功效主治】小兒口眼喎斜、齒痛、齦腫、流涎、口舌生瘡、小便不禁等病症。

【按摩方法】用拇指指端在承漿穴上用力向下按壓，力度要由輕至重，再慢慢放鬆，如此重複 30 次。

揉按頰車　祛風清熱、止牙痛

頰車穴屬足陽明胃經。經常刺激小兒頰車穴，對治療牙痛、流涎、腮腺炎、下頜關節炎等有較好效果。

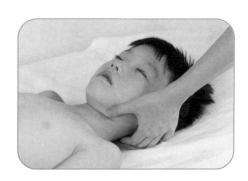

【穴位定位】

頰車位於面頰部，下頜角前上方約一橫指（中指），當咀嚼時咬肌隆起，按之凹陷處。

【功效主治】牙髓炎、下頜關節炎等病症。

【按摩方法】用拇指指腹平伏按於頰車穴，以均衡的壓力抹向耳後約 20 次，然後點按在頰車穴上，以順時針方向揉按 20 次。

揉按天衝 （祛風定驚、清熱消腫）

　　天衝穴是足太陽膀胱經、足少陽膽經的交會穴。天衝穴有清膽熱、寧神志、益氣補陽、祛風定驚、清熱消腫的作用。

【穴位定位】
天衝位於頭部，耳根後緣直上，入髮際 2 寸，率谷後 0.5 寸。

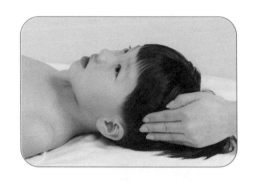

【功效主治】頭痛、牙齦腫痛、癲癇等病症。

【按摩方法】將食指、中指、無名指、小指併攏，用指腹揉按天衝穴 1～3 分鐘，以局部皮膚發熱為度。

按壓聽宮 （聰耳開竅、治耳鳴）

　　聽宮穴有開耳竅、止痛、益聰的作用，是治療耳部疾患的重要穴位。父母經常刺激孩子聽宮穴，可聰耳開竅。

【穴位定位】
聽宮位於面部，耳屏前，下頜骨髁狀突的後方，張口時呈凹陷處。

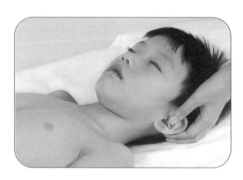

【功效主治】耳鳴、耳聾、中耳炎、外耳道炎、牙痛、頭痛、目眩頭暈等病症。

【按摩方法】用拇指指腹向下按壓聽宮穴，有一定壓迫感後，持續一段時間，再慢慢放鬆，如此反覆 30～50 次。

按壓聽會　開竅聰耳、通經活絡

保五官健康，可常按摩聽會穴。聽會穴在耳前，主治耳病，為耳部脈氣之聚會。父母經常刺激小兒此穴，可緩解耳部疾患。

【穴位定位】
聽會位於面部，當耳屏間切跡的前方，下頜骨髁狀突的後緣，張口時呈凹陷處。

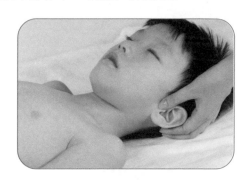

【功效主治】耳鳴、耳聾、牙痛、面痛、頭痛、目赤腫痛等病症。

【按摩方法】用拇指指腹按壓聽會穴，有一定壓迫感後，持續一段時間，再慢慢放鬆，如此反覆 30 ～ 50 次。

揉按耳門　降濁升清、養心安神

耳門穴同聽宮穴、聽會穴一樣位於耳前，為「耳之門戶」。父母經常刺激孩子此穴，不僅可治耳疾，還能聰耳開竅。

【穴位定位】
耳門位於面部，當耳屏上切跡的前方，下頜骨髁狀突後緣，張口時呈凹陷處。

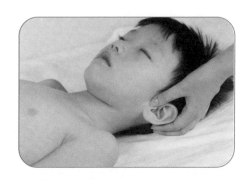

【功效主治】耳鳴、頭暈、面部肌肉酸痛、聾啞、牙痛、腮腺炎、惡寒等病症。

【按摩方法】用拇指指腹以順時針方向揉按耳門穴 30 ～ 50 次，以局部皮膚發紅為度。

掐提耳尖　解痙止痛

　　耳尖穴位於耳廓上方，根據近治作用的原則，常按摩耳尖穴能起到清熱祛風、解痙止痛的作用，對耳部疾患均有一定的治療效果。

【穴位定位】
耳尖位於耳廓的上方，當折耳向前，耳廓上方的尖端處。

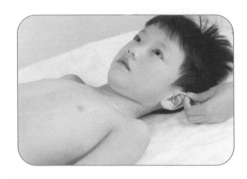

【功效主治】目赤腫痛、急性結膜炎、角膜炎、頭痛等病症。

【按摩方法】用拇指和食指、中指相對，掐提耳尖穴 10 次，力度由輕至重，以局部有酸痛感為度。

按壓翳風　聰耳通竅、治耳疾

　　父母經常刺激小兒翳風穴，可活絡解痙，治療常見的頭面部疾患，讓孩子神清氣爽。

【穴位定位】
翳風位於耳垂後方，當乳突與下頜角之間的凹陷處。

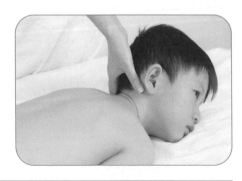

【功效主治】耳鳴、耳聾、口眼喎斜、牙關緊閉、牙痛、頰腫等病症。

【按摩方法】用拇指指腹用力按壓翳風穴，有一定壓迫感後，持續一段時間，再慢慢放鬆，如此反覆 30～50 次。

上肢部按摩常用穴位

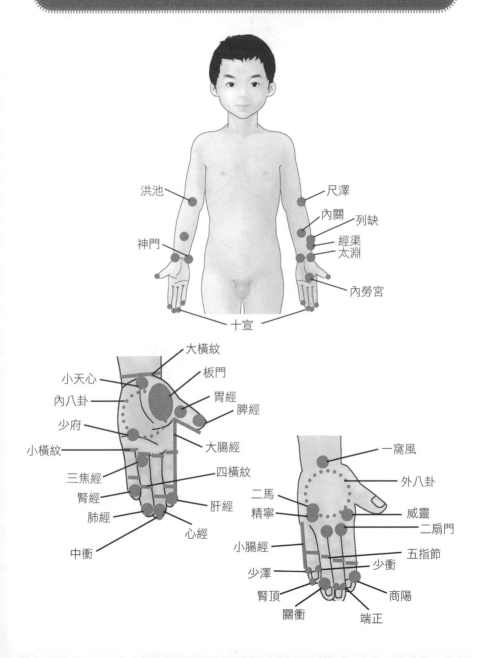

洪池

神門

尺澤

內關　列缺

經渠

太淵

內勞宮

十宣

大橫紋

小天心　板門

內八卦　胃經

少府　脾經

小橫紋　大腸經

三焦經　四橫紋

腎經　肝經

肺經　心經

中衝

一窩風

外八卦

二馬　威靈

精寧　二扇門

小腸經　五指節

少澤　少衝

腎頂　商陽

關衝　端正

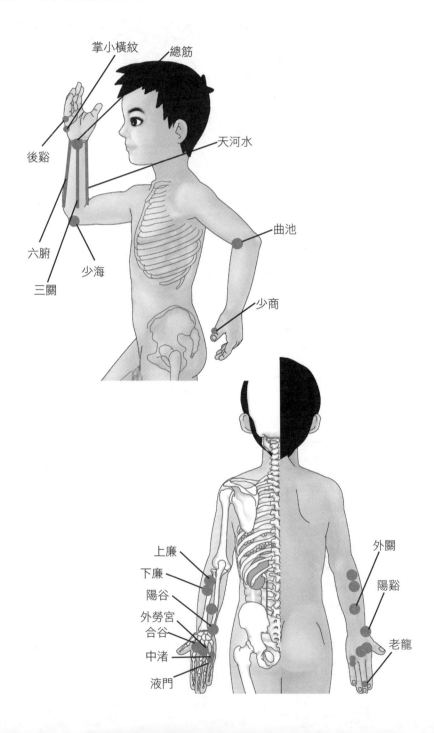

清天河水　清熱解表、瀉火除煩

　　天河水穴就像人體的清涼之源，按摩這裏能清熱解表、瀉火除煩。所以除了發燒需要按摩此穴位外，治療孩子內火大、上火都可以用此手法。

【穴位定位】
天河水位於前臂正中，自腕至肘，成一直線。

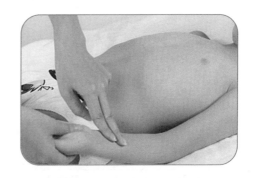

【功效主治】外感發熱、口燥咽乾、唇舌生瘡、夜啼、頭痛等病症。

【按摩方法】用食指、中指指腹著力從總筋穴開始，一起一落地彈打，直至肘部，推 100 ～ 500 次。

退六腑　清熱解毒、消腫止痛

　　退六腑能清熱、涼血、解毒，用於一切實熱證。退六腑可退五臟六腑之積熱，清熱力度比清天河水強很多。

【穴位定位】
六腑位於前臂外側，陰池至肘橫紋成一直線。

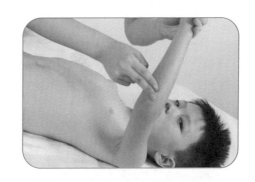

【功效主治】發熱多汗、驚風、口瘡、面腫、咽痛、便秘、腮腺炎等病症。

【按摩方法】用拇指指面或食指和中指指面自肘推向腕橫紋，每次推 300 ～ 500 次，稱為退六腑。

揉洪池 （調和氣血、止痺痛）

上肢疼痛時，常將洪池穴與臂臑穴配合使用，以緩解疼痛。若關節疼痛，則用洪池穴配曲池穴、合谷穴、天河水穴進行治療。

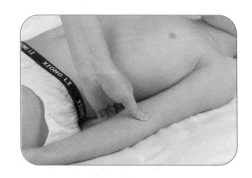

【穴位定位】
洪池位於肘關節內側，當肘橫紋中點。

【功效主治】氣血不和所引起的上肢痺痛、關節不利等病症。

【按摩方法】將拇指指腹按在洪池穴上，順時針揉按 300 次，力度由輕至重，再由重至輕。

推三焦經 （和胃助運、治腹脹）

常推按三焦經對小兒腹脹有較好的緩解作用，小月齡的寶寶因腹脹而出現哭鬧不安時，家長可以按摩三焦經幫助寶寶緩解腹脹。

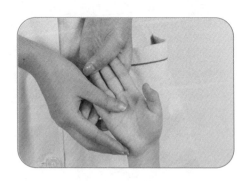

【穴位定位】
三焦經位於無名指掌面近掌節處。

【功效主治】食積內熱、腹脹哭鬧、全身壯熱、小便赤黃、大便硬結等病症。

【按摩方法】用拇指指腹按壓並向掌心方向推按三焦經 50 ～ 100 次，最後以拇指指端順時針揉按三焦經 50 ～ 100 次。

推三關 　溫陽散寒、發汗解表

推三關在治療著涼引起的感冒時，其發汗之力有點像喝生薑紅糖水。不過生薑紅糖水不適合小寶寶食用，其辛辣之味對寶寶的腸胃來說太過刺激。

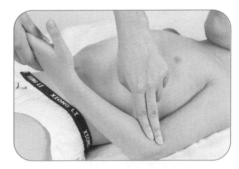

【穴位定位】
三關位於前臂橈側，陽池至曲池，成一直線。

【功效主治】發熱、惡寒、無汗和氣血虛弱、病後體虛、陽虛肢冷、疹出不透及感冒風寒等虛寒病症。

【按摩方法】一手托住孩子的手腕，用兩指指腹從孩子手腕推向肘部或從肘部推向腕部，推 100 ～ 300 次。

揉板門 　健脾和胃、消食化積

揉板門穴就像吃健胃消食片一樣，能健脾和胃、消食化滯、運達上下之氣。可以治療脾胃運化不足導致的積食，能幫助寶寶解決胃動力不足。

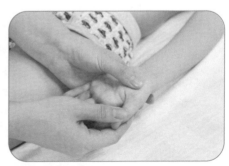

【穴位定位】
板門位於手掌大魚際表面（雙手拇指近側，在手掌肌肉隆起處）。

【功效主治】食積、腹脹、嘔吐、泄瀉、食慾不振、氣喘、噯氣等病症。

【按摩方法】用拇指指腹揉按孩子板門穴，以順時針方向揉 100 ～ 300 次。

推大橫紋 　行滯消食、治腹脹

　　在進行小兒推拿時，我們常會聽到分陰陽、合陰陽，這是治療小兒頭痛、發熱、咳喘常用的治療手法，即在小兒手掌腕橫紋處進行推按。

【穴位定位】
仰掌，大橫紋位於腕掌側橫紋處。近拇指端稱陽池，近小指端稱陰池。

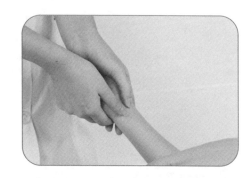

【功效主治】煩躁不安、腹脹、腹瀉、嘔吐、痢疾、食積、痰涎壅盛等病症。

【按摩方法】用雙手拇指指腹從大橫紋中點向兩旁推，再自陽池、陰池向中點合推，操作 30 ～ 50 次。

推小橫紋 　清熱散結、治口瘡

　　小橫紋穴的操作手法主要有推法和掐法。小橫紋善消食導滯、清瀉鬱熱，平時可作為日常保健用，久推能健胃，增進食慾。

【穴位定位】
小橫紋位於掌面上食指、中指、無名指、小指掌關節橫紋處。

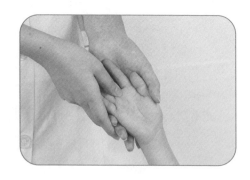

【功效主治】煩躁、口瘡、唇裂、腹脹等病症。

【按摩方法】用拇指指腹側推小橫紋，稱為推小橫紋，推 50 ～ 100 次，每天 1 ～ 2 次。

運內八卦　寬胸利膈、降氣平喘

　　內八卦經過手掌所有肉肉鼓鼓的地方，運此穴時，手掌的感覺是酥酥麻麻癢癢的。它具有行滯消食、寬胸理氣、化痰止咳的作用。

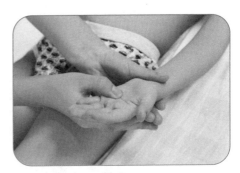

【穴位定位】
內八卦位於手掌面，以掌心為圓心，從圓心至中指根橫紋的 2/3 處為半徑所做的圓周。

【功效主治】咳嗽、痰喘、胸悶、呃逆、嘔吐、泄瀉、食慾不振、腹脹。

【按摩方法】將拇指指腹按壓在掌心上，自乾卦起至兌卦止，以順時針或逆時針方向運揉 100～500 次。

按揉內勞宮　清熱除煩、疏風解表

　　按揉內勞宮穴能清熱除煩，運內勞宮穴可清心、腎兩經的虛熱。可治昏迷暈厥、中暑、夢多、口舌生瘡、口臭、鵝掌風等病症。

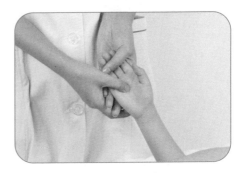

【穴位定位】
內勞宮位於掌心，握拳時中指、無名指指端所在之處連線的中點。

【功效主治】口舌生瘡、發熱、煩躁、感冒、抽搐、牙齦糜爛、多夢、黃疸、掌中熱、鵝掌風等病症。

【按摩方法】一隻手持孩子的手，另一隻手拇指指腹按壓在內勞宮穴上，以順時針的方向揉按 100～300 次。

運外八卦 生寬胸理氣、通滯散結

《按摩經》云：「外八卦運之能通一身之氣血，開五臟六腑之閉結。」因此，當孩子出現胸悶、腹脹、便秘等氣滯氣結之證時，可以多掐運外八卦穴。

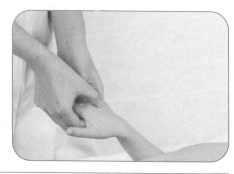

【穴位定位】
外八卦位於手背外勞宮周圍，與內八卦相對。

【功效主治】胸悶、腹脹、便秘、咳喘等病症。	【按摩方法】使小兒的掌心向下，用拇指指尖做順時針方向掐運，再逆時針方向掐運，各操作 50 ～ 100 次。

掐按少商 宣肺解鬱、止嘔吐

打嗝時，用拇指按壓少商穴，以感覺酸痛為度，持續半分鐘，即可止嗝。常用拇指尖輕輕掐揉少商穴，至少商穴不痛，可防治慢性咽炎，還可以預防感冒。

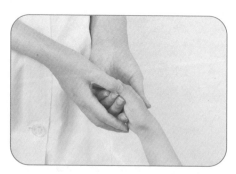

【穴位定位】
少商位於手拇指末節橈側，距指甲角 0.1 寸（指寸）。

【功效主治】喉腫、喉痛、心煩不安、口渴引飲、掌熱、嘔吐、胸悶等病症。	【按摩方法】一手持小兒的手，用另一手的拇指指甲掐按少商穴 3 ～ 5 次。

揉小天心　鎮驚安神、消腫止痛

捏揉小天心穴具有清熱、鎮驚、利尿明目、安神、排毒等作用；捏搗小天心穴能鎮驚安神。

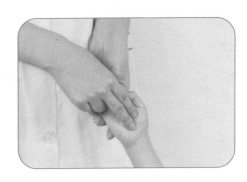

【穴位定位】

小天心位於大小魚際交界處凹陷中，內勞宮之上，總筋之下。

【功效主治】目赤腫痛、口舌生瘡、驚惕不安、驚風抽搐、夜啼、嗜睡、精神萎靡、小便短赤等病症。

【按摩方法】一隻手持孩子四指，使掌心向上，另一隻手的食指、中指指腹揉按小天心穴 100 ～ 300 次。

按揉總筋　散結止痙、清熱利尿

按揉總筋穴能清心火、散結止痙、通調周身氣機，而捏總筋穴能鎮驚止痙。

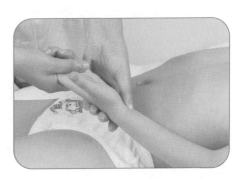

【穴位定位】

總筋位於掌後腕橫紋中點，正對中指處。

【功效主治】口舌生瘡、潮熱、夜啼、驚風、抽搐、小便赤澀、牙痛、發熱煩躁等病症。

【按摩方法】用一隻手持孩子的四指，另一隻手的拇指指腹揉按總筋穴，以順時針的方向操作 50 ～ 100 次。

掐商陽　清熱瀉火、治瘧疾

　　商陽穴有較好的通便作用，對於經常便秘的孩子，家長可以經常掐按孩子的商陽穴幫助孩子改善便秘。

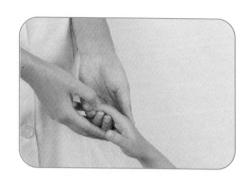

【穴位定位】
商陽位於手食指末節橈側，距指甲角 0.1 寸（指寸）。

【功效主治】寒熱瘧疾、身熱無汗、耳聾、面腫、口乾、胸悶、咳喘等病症。

【按摩方法】一隻手持小兒的手，掌心向下，用另一隻手的拇指指甲重掐商陽穴 3 ～ 5 次。

掐中衝　清熱開竅、利喉舌

　　中衝穴主要用於神志病、熱病及舌疾的治療，多採用點刺出血的方法。若對此穴進行按摩，可以採用指尖用力掐按的方法。

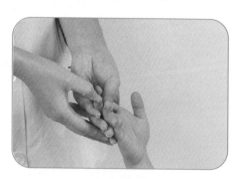

【穴位定位】
中衝位於中指末節尖端中央。

【功效主治】中暑、休克、身熱煩悶、惡寒無汗、五心煩熱、口瘡等病症。

【按摩方法】一隻手持小兒的手，掌心向上，用另一隻手的拇指指甲重掐中衝穴 3 ～ 5 次。

掐揉四橫紋　**退熱除煩、散結消食**

寶寶如果積食，舌苔白厚，掐四橫紋穴非常有效。掐時可選擇在四橫紋穴上找出顏色深的血管來掐，力度也不需要太大，因為寶寶小，耐受不足。

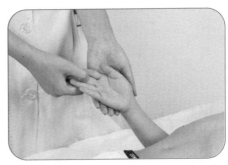

【穴位定位】

四橫紋位於掌面，食指、中指、無名指、小指第一指間關節的 4 條橫紋。

【功效主治】小兒疳積、消化不良、腹脹、咳喘、驚風、發熱、煩躁等病症。

【按摩方法】用拇指從寶寶食指橫紋掐揉至小指橫紋，再從寶寶食指橫紋推向小指橫紋，操作 30 ～ 50 次。

按揉掌小橫紋　**寬胸宣肺、化痰止咳**

按揉掌小橫紋穴具有清熱散結、寬胸宣肺、化痰止咳等功效。口唇潰爛及腹脹等病症按揉掌小橫紋穴；咳喘一般配合運內八卦，效果更加顯著。

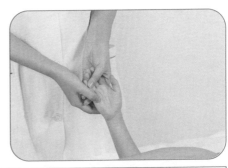

【穴位定位】

掌小橫紋位於掌面小指根下，尺側掌紋頭。

【功效主治】痰熱咳喘、口舌生瘡、流涎、咽喉腫痛等病症。

【按摩方法】用拇指指腹順時針按揉掌小橫紋 50 ～ 100 次，每天操作 1 ～ 2 次。用相同手法按揉另一手掌小橫紋。

掐端正 （降逆止嘔、治痢疾）

端正穴有鎮靜降逆、提升陽氣的作用，常按摩此穴對於小兒消化不良、噁心、嘔吐、腹痛、腹瀉及疳積等均有療效。

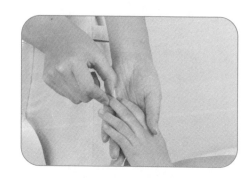

【穴位定位】

端正位於中指指甲根兩側，近中指第二指間關節赤白肉際處，橈側稱左端正，尺側稱右端正。

【功效主治】泄瀉、痢疾、小兒驚風、嘔吐等病症。

【按摩方法】一手持小兒的手，掌心向下，用另一手的拇指、食指指甲對掐端正穴 3～5 次，每天 1～2 次。

掐按老龍 （醒神開竅、治驚風）

孩子神經系統尚未發育完全時，易受驚嚇出現哭鬧不安，或是腹瀉排出綠色便時，可以用手指指甲按壓老龍穴 100 次以緩解。

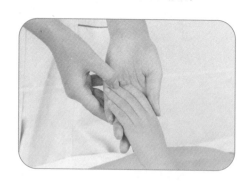

【穴位定位】

老龍位於中指指甲根正中後 0.1 寸處。

【功效主治】急驚風、高熱、抽搐、昏厥等病症。

【按摩方法】一手持小兒的手，用另一手的拇指指甲掐按老龍穴 3～5 次。

補脾經　健脾養胃、調理腸道

　　對脾經進行按摩對胃蠕動有促進作用，可使胃液的酸度增高。小兒脾胃薄弱，不能刺激過重，在一般情況下，脾經多用補法。

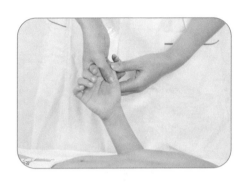

【穴位定位】
脾經位於拇指橈側緣或拇指末節螺紋面。

【功效主治】食慾缺乏、消化不良、疳積、腹瀉、咳嗽、消瘦等病症。

【按摩方法】將拇指屈曲，循拇指橈側緣由孩子的指尖向指根方向直推稱為補脾經，揉推 100 ～ 500 次。

清肝經　熄風鎮驚、養心安神

　　清肝經能平肝瀉火、熄風鎮驚、解鬱除煩。清肝經常與清心經、掐揉肝小天心、退六腑合用。

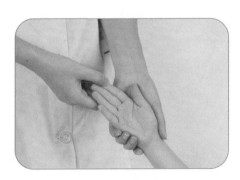

【穴位定位】
肝經位於食指末節的螺紋面。

【功效主治】小兒驚風、抽搐、煩躁不安、夜啼、癲癇、發熱、口苦、咽乾、目赤等病症。

【按摩方法】一手托住孩子的手掌，另一手拇指螺紋面由食指掌面末節橫紋推向指尖稱為清肝經，推 100 ～ 500 次。

掐關衝 瀉熱開竅、活血通絡

　　關衝穴主要用於外感熱病、頭面五官疾患等疾病的治療，此穴的按摩手法以掐法為主，重掐關衝穴可以產生較好的刺激作用，使其發揮功效。

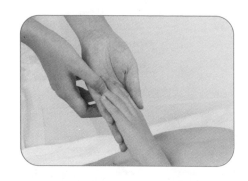

【穴位定位】
關衝位於手無名指末節尺側，距指甲角0.1寸（指寸）。

| 【功效主治】頭痛、口乾、喉痛、噯氣、嘔吐、暈車等病症。 | 【按摩方法】一手持小兒的手，用另一手的拇指指甲重掐關衝穴3～5次。 |

掐少澤 清熱利咽、通乳開竅

　　掐按少澤穴時會有較強烈的刺痛感，孩子出現昏沉、不省人事時，用指甲掐按此穴，可使氣血流通，促使其快速蘇醒。

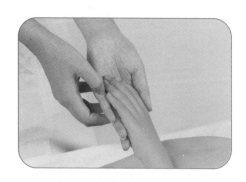

【穴位定位】
少澤位於手小指末節尺側，距指甲角0.1寸（指寸）。

| 【功效主治】身熱無汗、手足抽搐、咳嗽有痰、頭痛、喉痹、口瘡等病症。 | 【按摩方法】一手持小兒的手，掌心向下，用另一手拇指指甲重掐少澤穴3～5次。 |

清心經 　養心安神、清熱除煩

　　心經宜清不宜補，若氣血不足，需用補法時，多以補脾經代替。如果寶寶舌尖和舌頭的兩邊紅，說明寶寶心肝火旺，需要清心經的同時加上清肝經。

【穴位定位】
心經位於中指末節的螺紋面。

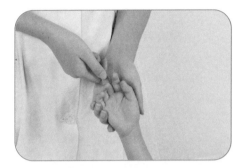

【功效主治】身熱無汗、高熱神昏、五心煩熱、口舌生瘡、小便赤澀、驚煩不寧、夜啼、失眠等病症。

【按摩方法】用食指、中指指腹從患兒中指指根往指尖處直推 100 次。

補肺經 　宣肺理氣、清熱止咳

　　如果寶寶整個舌頭發紅，說明寶寶有肺熱，要清肺經。如果寶寶大便乾燥、咳嗽等，也需要清肺經。如果寶寶長期咳嗽、多汗，則要補肺經。

【穴位定位】
肺經位於無名指末節螺紋面。

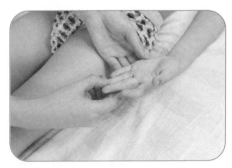

【功效主治】咳嗽、氣喘、虛寒怕冷、感冒、發熱、痰鳴、脫肛等病症。

【按摩方法】一手托住孩子的手掌，另一手拇指指腹順時針旋轉推動孩子的無名指末節螺紋面，揉推 100 ～ 500 次。

掐按少衝　　清熱熄風、醒神開竅

　　經常掐按少衝穴可以減輕疲勞引起的頭痛不適，有助於醒腦提神。少衝穴按摩操作時應慢慢揉捏，不要用蠻力，以免引起小兒疼痛而不配合。

【穴位定位】
少衝位於小指末節橈側，距指甲角0.1寸（指寸）。

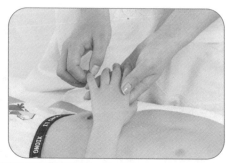

【功效主治】心痛、驚風、昏迷、胸膜炎、喉炎、熱病、前臂疼痛等病症。	【按摩方法】先以拇指、食指掐按少衝穴2～3分鐘，再以拇指指端揉按2～3分鐘，最後以拇指尖端切壓2～3分鐘。

掐十宣　　醒神開竅、治高熱

　　按摩十宣穴，最方便的方式是用拇指指甲用力反覆重掐，以有酸痛感為宜，也可選用牙籤等物品，進行適當按壓，時間為3～5分鐘。

【穴位定位】
十宣位於手十指尖端，距指甲游離緣0.1寸（指寸），左右共10個穴。

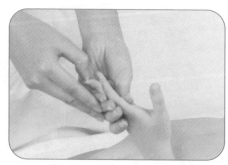

【功效主治】高熱驚風、抽搐、煩躁不安、昏厥、神呆、精神恍惚等病症。	【按摩方法】一手持小兒的手，用另一手的拇指指甲依次從拇指掐至小指，稱為掐十宣，常規掐3～5次。

補腎經　補腎益腦、清熱利尿

補腎經具有補腎益腦、溫陽下元的作用。用於治療先天不足、久病體虛、遺尿等。臨床上腎經一般多用補法，需用清法時，多以清小腸經代之。

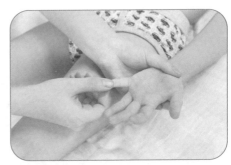

【穴位定位】
腎經位於小指末節的螺紋面。

【功效主治】先天不足、久病虛弱、腎虛腹瀉、尿多、尿頻、小便黃短、遺尿等病症。

【按摩方法】一手托住孩子的手掌，用另一手拇指螺紋面順時針旋轉推動孩子小指螺紋面，揉推100～500次。

清胃經　和胃降逆、清瀉胃火

臨床上，胃經多用清法。如果寶寶嘴唇紅、胃口好、吃得多、拉得多，且大便粗，往往預示著胃火旺。這時需要清胃經，同時按揉足三里和中脘穴。

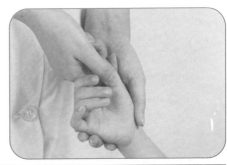

【穴位定位】
胃經位於拇指掌側第一指節。

【功效主治】嘔吐、噯氣、煩渴善饑、消化不良、食慾不振、吐血等病症。

【按摩方法】一手托住孩子的手掌，用另一手拇指自孩子掌根推至拇指根部，稱為清胃經。可推100～500次。

掐揉威靈 　醒神開竅、治昏厥

　　威靈穴為經外奇穴，又稱為腰痛點。常按摩此穴，可以醒神開竅，常用於治療昏厥、急驚風等病症。

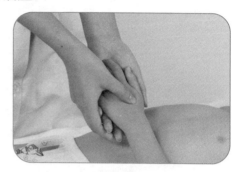

【穴位定位】

威靈位於手背，第二、第三掌骨交縫處。

| 【功效主治】急驚風、昏迷不醒、頭痛、耳鳴等病症。 | 【按摩方法】托著小兒的手，用拇指指甲掐按威靈穴 5 ～ 10 次，再用拇指指端以順時針方向按揉 100 ～ 200 次。 |

掐揉精寧 　行氣化痰、治咳嗽

　　精寧穴治療痰喘及消化系統疾病時，多與補脾經、捏脊、摩腹、揉膻中等合用。而用於急救時，多作為配穴使用，多與掐威靈合用。

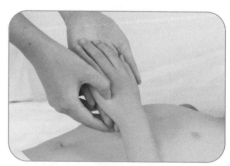

【穴位定位】

精寧位於手背，第四、第五掌骨交縫處。

| 【功效主治】咳嗽痰多、疳積、痰喘、乾嘔、口眼喎斜、驚風、昏厥等病症。 | 【按摩方法】一隻手托著小兒的手，掌心向下，用另一隻手的拇指指甲掐按精寧穴 5 ～ 10 次，再用拇指指端以順時針方向按揉 100 ～ 200 次。 |

補大腸經　清利腸腑、消食導滯

補大腸經具有溫中止瀉的作用。如果寶寶大便乾結，顏色深或黑，成粒粒的形狀，說明大腸有熱，要清大腸經。

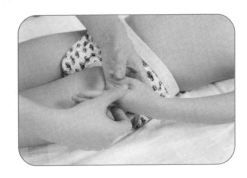

【穴位定位】

大腸經位於食指橈側緣，自食指尖至虎口，成一直線。

【功效主治】虛寒腹瀉、腹痛、脫肛、便秘等病症。

【按摩方法】一隻手托住孩子的手掌，用另一隻手拇指螺紋面從孩子的食指指尖直推向虎口，推 100 ～ 500 次。

補小腸經　溫補下焦、清熱利尿

補小腸經可以用於寶寶下陰紅腫和尿道感染。除了能利小便外，還可以治療腹瀉時沒有小便的症狀。當寶寶小便發黃、舌頭潰瘍時可以使用這一手法。

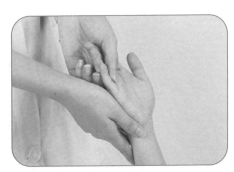

【穴位定位】

小腸經位於小指尺側緣，指尖至指根，成一直線。

【功效主治】小便短赤不利、尿閉、遺尿、發熱等病症。

【按摩方法】一隻手托住孩子的手掌，用另一手拇指指腹從孩子指尖推向指根。推 100 ～ 300 下。

掐按液門 （清火散熱、消炎）

經常按摩液門穴就相當於打開了身體的液體之門，對於熱病所致的咽乾口燥、眼睛乾澀等均能得到緩解作用。

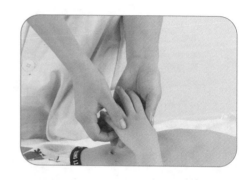

【穴位定位】
液門位於手背部，當第四、第五指間，指蹼緣後方赤白肉際處。

【功效主治】中暑、昏迷、熱病、心痛等病症。

【按摩方法】用拇指指尖垂直按壓一側液門穴1～3分鐘，以局部有刺痛感為度，另一側用相同手法操作。

揉按中渚 （清熱通絡、開竅益聰）

中渚穴有清熱通絡、開竅益聰、疏氣機、利耳竅的作用。經常按摩此穴，對緩解咽喉痛、頭痛等均有一定效果。

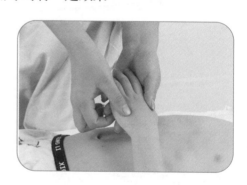

【穴位定位】
中渚位於手背部，當無名指本節（掌指關節）的後方，第四、第五掌骨間凹陷處。

【功效主治】頭痛、耳鳴、耳聾、頭暈、咽喉痛、失眠等病症。

【按摩方法】將拇指指腹置於中渚穴上，揉按1～3分鐘，以局部有酸脹感為度。

揉腎頂　固表止汗、收斂元氣

　　揉腎頂穴能收斂元氣、固表止汗。腎頂穴是止汗的特效穴。揉腎頂穴主要治療自汗、盜汗、多汗、囟門閉合延遲等病症。

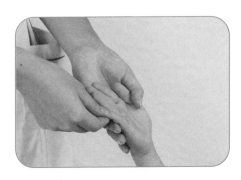

【穴位定位】
腎頂位於小指頂端。

【功效主治】自汗、盜汗、大汗淋漓不止、汗出肢冷等病症。	【按摩方法】一手托住孩子手掌，掌心向上，用另一手拇指指端以順時針方向按揉孩子小指頂端。揉100～500下。

按揉神門　寧心安神

　　孩子在睡夢中哭鬧時，給寶寶按揉神門穴，會發現按揉下去有一根筋很緊，多按揉一會兒鬆開，同時寶寶也就停止哭鬧了。

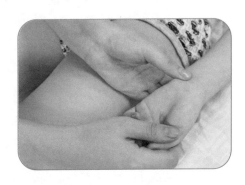

【穴位定位】
神門位於腕部，腕掌側橫紋尺側端，尺側腕屈肌肌腱的橈側凹陷處。

【功效主治】失眠、驚悸、脅肋痛、前臂麻木。	【按摩方法】用拇指指腹以點兩下揉三下的頻率，點揉神門穴2分鐘。

按揉少府 （清心瀉熱、理氣活絡）

舌和心臟的關係最為密切，所以潰瘍長在舌頭上，通常認為是心臟有內火，或是火毒，常按少府穴能有效為心臟排毒。

【穴位定位】

少府位於手掌面，第四、第五掌骨之間，握拳時，當小指尖處。

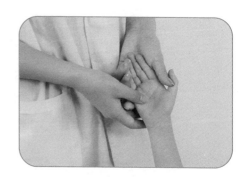

【功效主治】失眠、心悸、胸痛、小便不利、遺尿、手掌麻木等病症。

【按摩方法】用拇指指腹按揉少府穴2～3分鐘，以局部有酸脹感為度。

按揉後谿 （舒經活絡）

後谿穴有舒筋活絡、利竅、寧神之功，有緩解疲勞、補精益氣之效。對於發育中的孩子，可預防頸椎病、近視、駝背和外八字。

【穴位定位】

後谿位於手掌尺側，微握拳，當小指本節（第五掌指關節）後的遠側掌橫紋頭赤白肉際處。

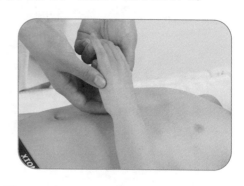

【功效主治】落枕、頸項強痛、鼻塞等病症。

【按摩方法】用拇指指腹按揉後谿穴1～2分鐘，力度適中，以局部有酸脹感為度。

掐按二扇門　清熱解表、健脾養胃

　　二扇門穴是發汗的特效穴，揉二扇門穴可與拿風池穴、推三關合用。用於治療驚風、抽搐等病症時，可與掐五指節穴、掐老龍穴等合用。

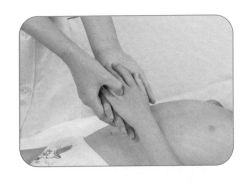

【穴位定位】
二扇門位於第三掌指關節近端兩側凹陷處。

【功效主治】鼻出血、驚風、嘔吐、泄瀉、身熱無汗、抽搐、昏厥等病症。

【按摩方法】用拇指指端先重掐二扇門穴 3 ～ 5 次，再以順時針方向揉按 100 ～ 300 次。

掐揉五指節　安神鎮驚、通利關竅

　　掐揉五指節穴具有安神鎮驚、祛風痰、通關竅的作用。掐揉五指節穴主要用於神志異常時的重症急救。

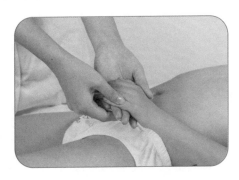

【穴位定位】
五指節位於手背，第一至第五指的第一指間關節橫紋處。

【功效主治】驚悸不安、驚風、吐涎、咳嗽、風痰、抽搐、夜啼等病症。

【按摩方法】用拇指指甲逐個掐 3 ～ 5 次，或掐後繼以揉（可掐 1 次揉 3 次），稱揉或掐揉五指節。

揉陽谷 明目安神、通經活絡

陽谷穴的止痛作用不錯，經常按摩此穴，對口腔潰瘍引起的疼痛及牙痛等均有良好的止痛效果。

【穴位定位】
陽谷位於手腕尺側，當尺骨莖突與三角骨之間的凹陷處。

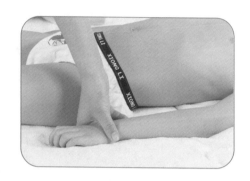

【功效主治】目赤腫痛、手腕痛、牙痛、肩痛、神經性耳聾、耳鳴等病症。

【按摩方法】先用拇指指腹按揉陽谷穴1～2分鐘，再將拇指與食指相對，用指腹掐揉1～2分鐘。

揉按曲池 解表退熱、治感冒

曲池穴對咽喉腫痛、牙痛、目赤痛等症狀均有治療效果。可以在病發時使用，也可以作為日常保健。

【穴位定位】
曲池位於肘橫紋外側端，屈肘，當尺澤與肱骨外上髁連線的中點。

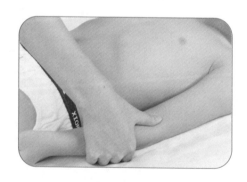

【功效主治】風熱感冒、咽喉腫痛、抽搐、咳喘等病症。

【按摩方法】將拇指置於曲池穴上，用指腹以順時針方向揉按100次，以局部有酸脹感為度。

按揉二馬 順氣散結、利水通淋

按揉二馬穴具有滋陰作用，如果寶寶經常午後發熱，可以按揉二馬穴及內勞宮穴。寶寶長期便秘也可按揉這個穴位，堅持 1 ～ 2 週效果非常明顯。

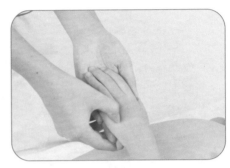

【穴位定位】
二馬位於手背無名指及小指關節凹陷處。

【功效主治】牙痛、小便赤澀、小便淋漓、虛熱咳喘、陰虛內熱等病症。

【按摩方法】用拇指或中指指腹揉二馬穴 100 ～ 300 次。

揉按外勞宮 溫陽散寒、健脾養胃

揉外勞宮穴具有溫陽散寒、升陽舉陷的作用，兼能發汗解表。揉外勞宮穴與推三關合用，還可以治療風寒感冒、寒性拉肚子、手腳涼、遺尿等病症。

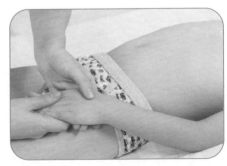

【穴位定位】
外勞宮位於掌背與內勞宮相對處。

【功效主治】外感風寒、消化不良、腹脹、腹痛、腹瀉、腸鳴、脫肛、遺尿、疝氣、咳嗽痰多、痢疾等病症。

【按摩方法】用拇指或中指指端揉外勞宮穴 100 ～ 300 次，叫作揉外勞宮。用拇指指尖掐外勞宮穴稱掐外勞宮。

揉按外關 補陽益氣、止痹痛

　　外關穴為手少陽三焦經之絡穴，又為八脈交會穴之一，通陽維。本穴具有清熱解表、通經活絡的作用，對各種熱病有良好的治療效果。

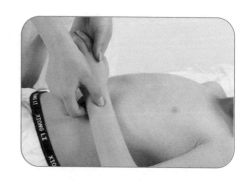

【穴位定位】
外關位於前臂背側，當陽池與肘尖的連線上，腕背橫紋上2寸，尺骨與橈骨之間。

| 【功效主治】手指疼痛、耳鳴、熱病等病症。 | 【按摩方法】用拇指指腹以順時針方向揉按外關穴 100～500 次，力度稍重，以局部有酸脹感為度。 |

揉按內關 寧心安神、理氣鎮痛

　　內關穴是手厥陰心包經上的絡穴，屬八脈交會穴之一。內關穴對胸部、心臟部位以及胃部的止痛效果比較明顯。

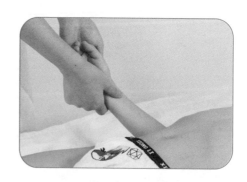

【穴位定位】
內關位於前臂掌側，當曲澤與大陵的連線上，腕橫紋上2寸，掌長肌腱與橈側腕屈肌腱之間。

| 【功效主治】心痛、心悸、胸悶、胃痛、嘔吐、上肢痹痛等病症。 | 【按摩方法】用拇指指腹以順時針方向揉按內關穴 100～500 次，以局部有酸脹感為度。 |

揉按一窩風 　溫中行氣、疏風解表

揉一窩風穴具有溫中行氣、止痹痛、利關節的作用。當寶寶受寒後發生腹痛時，揉一窩風穴可與拿肚角、摩腹合用治療腹痛。

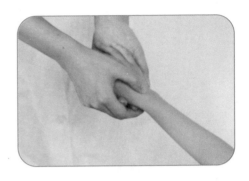

【穴位定位】

一窩風位於手背，腕橫紋的正中凹陷處。

【功效主治】受寒、食積等原因引起的腹痛和腸鳴，關節痹痛，傷風感冒，小兒驚風，昏厥等病症。

【按摩方法】用中指或拇指指端重揉一窩風穴 100 ～ 300 次。

掐揉合谷 　鎮靜止痛、通經活絡

治療牙痛時，左側牙痛按右手，右側牙痛按左手。如果寶寶出現鼻炎、鼻竇炎、鼻出血，可經常按揉合谷穴 1 ～ 2 分鐘。

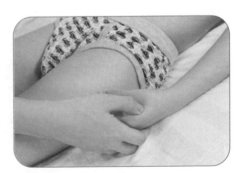

【穴位定位】

合谷位於手背，第一、第二掌骨間，當第二掌骨橈側的中點處。

【功效主治】外感頭痛、頭暈、耳鳴、耳聾、鼻炎、扁桃體炎、腹痛、胃痛、胃氣上逆、牙痛等病症。

【按摩方法】用拇指指腹按揉合谷穴 1 ～ 3 分鐘。

彈撥尺澤　清肺熱、平喘咳

　　凡肺經有熱所致肺氣上逆之咳喘、胸部脹滿，熱傷肺絡所致的咯血、潮熱及肺熱上壅所致的咽喉腫痛等，均可瀉尺澤穴以治之。

【穴位定位】
尺澤位於肘橫紋中，肱二頭肌腱橈側凹陷處。

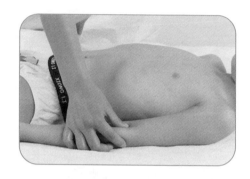

【功效主治】氣管炎、咳嗽、咯血、肘關節疼痛等病症。

【按摩方法】將拇指置於尺澤穴上，用指腹彈撥 50 ～ 100 次，以局部皮膚潮紅為度。

彈撥經渠　宣肺利咽

　　當出現咳嗽、氣喘、胸痛等肺系疾患時，可以選擇肺經上的穴位之一經渠穴來按摩治療或緩解。

【穴位定位】
經渠位於前臂掌面橈側，橈骨莖突與橈動脈之間凹陷處，腕橫紋上 1 寸。

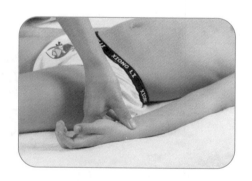

【功效主治】咳嗽、咳痰、哮喘、前臂冷痛、瘧疾等病症。

【按摩方法】將拇指置於經渠穴上，用指腹彈撥 50 ～ 100 次，以局部皮膚潮紅為度。

彈撥太淵　止咳化痰、通調血脈

患有咳嗽、氣喘時常會引起睡眠品質不佳，可以多按摩肺經上的太淵穴，能起到止咳平喘、調理氣息的作用。

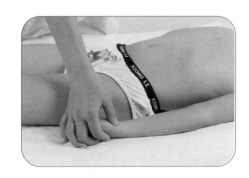

【穴位定位】
太淵位於腕掌側橫紋橈側，當橈動脈搏動處。

【功效主治】咯血、胸悶、手掌冷痛麻木、支氣管炎、失眠等病症。

【按摩方法】將拇指置於太淵穴上，用指端彈撥 3 ～ 5 分鐘，以局部皮膚潮紅為度。

揉按列缺　止咳平喘、通經活絡

列缺穴為八脈交會穴之一，通任脈，有宣肺散邪、通調經脈之功，是手太陰肺經上的重要絡穴，善治頭頸部疾患。

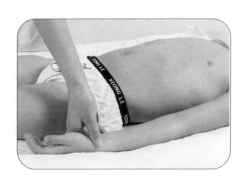

【穴位定位】
列缺位於前臂橈側緣，橈骨莖突上方，腕橫紋上1.5寸，當肱橈肌腱與拇長展肌腱之間。

【功效主治】肺部疾病、頭痛、頸痛、咽痛等病症。

【按摩方法】將拇指置於列缺穴上，用指腹揉按或彈撥 50 ～ 100 次，以局部有酸脹感為度。

揉按陽谿 （ 清熱散風、舒筋利節 ）

陽谿穴歸屬於手陽明大腸經，是治療人體頭面部疾病的重要穴位，有疏通局部經脈氣血運行、調節經氣的作用，常用於治療頭痛、牙痛等疾病。

【穴位定位】

陽谿位於腕背橫紋橈側，手拇指向上翹起時，當拇短伸肌腱與拇長伸肌腱之間的凹陷中。

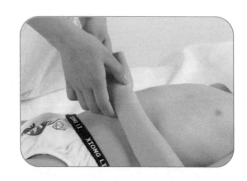

【功效主治】頭痛、目赤腫痛、耳鳴等病症。

【按摩方法】將拇指置於陽谿穴上，用指腹揉按 1～3 分鐘，以局部有酸脹感為度。

彈撥上廉 （ 防治肩痛、理腸胃 ）

上廉穴有調理腸胃、通經活絡、調腑氣的作用，尤其對有關大腸病症者效果更佳，與上、下巨虛穴作用相近。

【穴位定位】

上廉位於前臂背面橈側，當陽谿與曲池連線上，肘橫紋下 3 寸處。

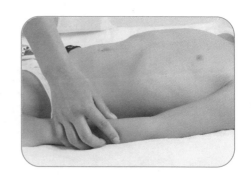

【功效主治】腹痛、上肢痹痛、腸鳴、泄瀉等病症。

【按摩方法】將拇指置於上廉穴上，用指腹彈撥 50～100 次，以局部皮膚潮紅為度。

彈撥下廉　調理腸胃、通經活絡

下廉、上廉兩穴功能略同，均有舒筋活絡、理氣通腑之功，能緩解及治療頭痛、目痛、腹脹、腹痛等。

【穴位定位】

下廉位於前臂背面橈側，陽谿與曲池連線上，肘橫紋下4寸。

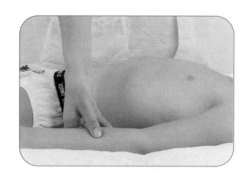

【功效主治】腹痛、腹脹、前臂痛、頭痛等病症。	【按摩方法】將拇指置於下廉穴上，用指腹彈撥1～3分鐘，以局部皮膚潮紅為度。

揉按少海　理氣通絡、益心安神

少海穴是心經的合穴，心主血脈，主神志，故可養心安神、通絡止痛，治療心神病。

【穴位定位】

屈肘，少海位於肘橫紋內側端與肱骨內上髁連線的中點處。

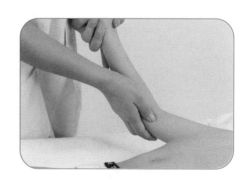

【功效主治】前臂麻木、頭痛、牙痛等病症。	【按摩方法】將拇指置於少海穴上，用指腹揉按1～2分鐘，以局部有酸脹感為度。

肩部腰骶部常用穴位

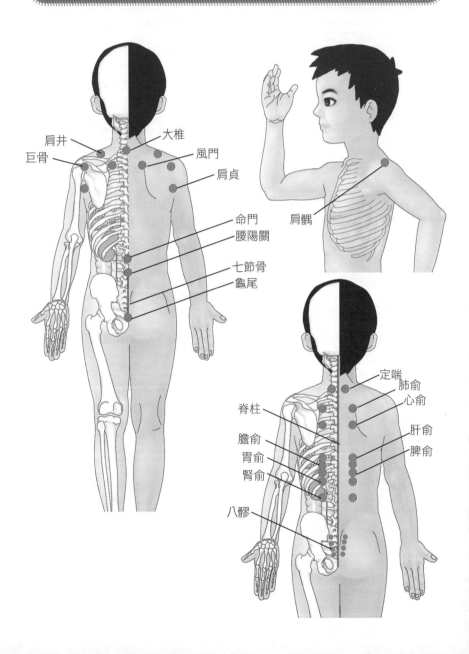

肩井
巨骨
大椎
風門
肩貞
命門
腰陽關
七節骨
龜尾
肩髃
定喘
肺俞
心俞
肝俞
脾俞
脊柱
膽俞
胃俞
腎俞
八髎

拿捏肩井 （發汗解表、舒筋活絡）

拿肩井穴多於治療結束時運用，作為結束手法，稱總收法；治療感冒發熱時，常與拿風池穴等手法合用。

【穴位定位】
肩井位於肩上，前直乳中，當大椎與肩峰端連線的中點上。

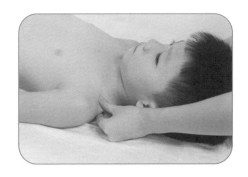

【功效主治】小兒感冒、驚厥、上肢抬舉不利、頸項強痛、肩背肘臂疼痛等病症。

【按摩方法】用拇指與食指、中指相對成鉗形用力，拿捏住肩井穴，做持續的揉捏動作 50 ～ 100 次。

挾提大椎 （清熱解表、祛風止咳）

寶寶百日咳可首選拿大椎穴。如果寶寶高燒不退，吮痧大椎穴結合清天河水等退燒手法，效果很不錯。擦大椎通鼻塞，治療鼻炎效果也很好。

【穴位定位】
大椎位於後正中線上，第七頸椎棘突下凹陷中。

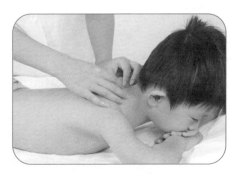

【功效主治】項強、熱病、咳嗽、感冒、氣喘、落枕、小兒麻痺後遺症、小兒舞蹈病等病症。

【按摩方法】用拇指和食、中兩指相對，挾提大椎穴，雙手交替捻動向前推進，重複操作 50 ～ 100 次，力度由輕至重，再由重至輕。

揉按巨骨 疏通經絡、止疼痛

　　巨骨穴位於肩部，除了可以治療肩部的疾患外，經常按摩對高熱痙攣、下牙痛等也有一定的緩解作用。

【穴位定位】
巨骨位於肩上部，當鎖骨肩峰端與肩胛岡之間凹陷處。

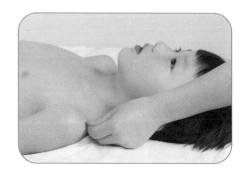

【功效主治】肩臂疼痛、上肢痿痹、手臂攣急等病症。

【按摩方法】先用拇指、食指拿捏巨骨穴 3～5 分鐘，再併攏，用指腹揉按 3～5 分鐘，以局部有酸脹感為度。

揉按肩髃 通利關節、疏散風熱

　　肩髃穴不僅能治療肩臂疾患，緩解肩臂部的疼痛，對風熱引起的蕁麻疹、牙痛等也有緩解和治療效果。

【穴位定位】
肩髃位於肩部三角肌上，臂外展或向前平伸時，當肩峰前下方凹陷處。

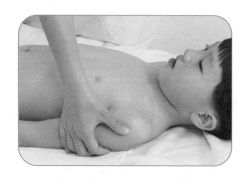

【功效主治】肩臂痹痛、肘痛、上肢酸軟等病症。

【按摩方法】將拇指置於肩髃穴上，用指腹按揉 50～100 次，以局部有酸脹感為度。

推擦肩貞　宣通肺氣、止咳化痰

分推肩貞穴有宣通肺氣、止咳化痰的作用。對於外感初咳，分推肩貞穴 5 ～ 10 分鐘，一天兩次，止咳效果非常明顯。

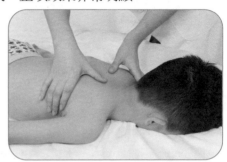

【穴位定位】

肩貞位於肩關節後下方，臂內收時，腋後紋頭上 1 寸（指寸）。

【功效主治】急慢性支氣管炎、支氣管哮喘。

【按摩方法】用雙手的拇指或食指、中指從肩貞穴開始，沿著肩胛骨內側縫邊緣做「八」字形從上往下分推，往返 30 ～ 50 次。

推七節骨　溫陽止瀉、瀉熱通便

推上七節骨穴可以治療脫肛，臨床最好與止腹瀉四大手法合用，這樣效果更好。推下七節骨穴能瀉熱通便，可治便秘，臨床常配合其他通便手法。

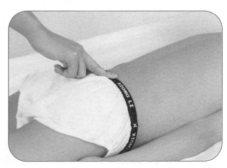

【穴位定位】

七節骨位於腰骶正中，第四腰椎至尾骶骨處。

【功效主治】虛寒腹痛、腸鳴、腹瀉、腸熱便秘等病症。

【按摩方法】用拇指或食指、中指指腹自下向上，或自上向下直推 100 ～ 300 次，分別稱推上七節骨和推下七節骨，向上推止瀉，向下推通便。

揉按風門 解表通絡、止咳平喘

風門穴是足太陽膀胱經的經穴，為督脈及足太陽膀胱經的交會穴，是臨床驅風最常用的穴位之一。父母經常刺激小兒此穴，有宣通肺氣的功效。

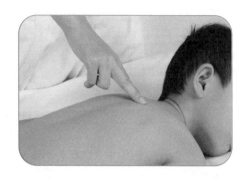

【穴位定位】
風門位於背部，當第二胸椎棘突下，旁開1.5寸。

【功效主治】感冒、咳嗽、發熱、頭痛、項強、胸背痛等病症。

【按摩方法】將食指、中指併攏，用指腹順時針揉按風門穴20～30次，力度適中，以局部有酸脹感為度。

揉按心俞 安神益智、治胸悶

心俞穴為心臟的背俞穴，與心臟聯繫密切。適當刺激小兒心俞穴能有效調節心臟功能，補充心神氣血，達到養護心臟的目的。

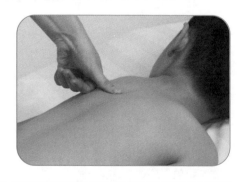

【穴位定位】
心俞位於背部，當第五胸椎棘突下，旁開1.5寸。

【功效主治】心痛、驚悸、健忘、癲癇、胸悶、遺尿、腦癱、盜汗等病症。

【按摩方法】用拇指指腹以順時針方向迴旋揉動心俞穴20～30次，力度由輕至重再至輕。

揉龜尾 通調督脈、和胃助運

龜尾穴是一個智能穴，按摩此穴位具有雙向調節的作用，所以無論治療腹瀉還是與之相反的便秘，都會取此穴。

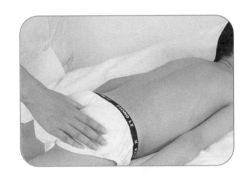

【穴位定位】
龜尾位於尾椎骨末端。

【功效主治】腹瀉、便秘、小兒驚風、遺尿、脫肛、痢疾、便血、精神分裂症及脊強、小兒囟陷等病症。

【按摩方法】以拇指或食指、中指指腹揉龜尾穴 100 ～ 300 次。

揉按肺俞 疏風解表、宣肺止咳

肺俞穴是很重要的一個穴位，是膀胱經上治療呼吸系統疾病的要穴。按揉肺俞穴有補肺氣的作用，故多用於治療肺系虛證。

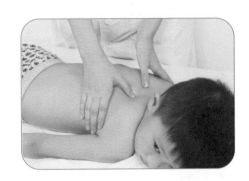

【穴位定位】
肺俞位於背部，當第三胸椎棘突下，旁開 1.5 寸。

【功效主治】發熱、咳嗽、流鼻涕、痰鳴、咳喘、胸悶、胸痛等病症。

【按摩方法】用兩手拇指，或食指、中指指端按揉肺俞穴 50 ～ 100 次。

揉按肝俞 　疏肝理氣、通絡明目

　　肝俞穴歷來被視為肝臟的保健要穴。經常刺激小兒肝俞穴具有調肝護肝的作用。肝膽相照，肝功能正常運行，血氣充足，膽自然就健康。

【穴位定位】
肝俞位於背部，當第九胸椎棘突下，旁開 1.5 寸。

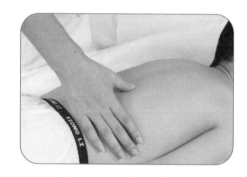

【功效主治】黃疸、脅痛、目赤腫痛、近視、煩躁、驚風等病症。

【按摩方法】用拇指指腹先以順時針方向揉按肝俞穴 10 ～ 30 次，再以逆時針方向揉按 10 ～ 30 次。

揉按膽俞 　疏肝利膽、治黃疸

　　膽俞穴是足太陽膀胱經的經穴，具有疏肝解鬱、理氣止痛的作用，是治療膽疾的重要腧穴。經常刺激小兒膽俞穴對膽腑有很好的保養作用。

【穴位定位】
膽俞位於背部，當第十胸椎棘突下，旁開 1.5 寸。

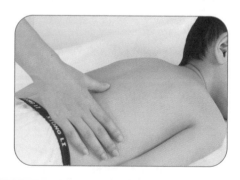

【功效主治】黃疸、口苦、胸脅痛、潮熱、咽痛等病症。

【按摩方法】用拇指指腹先以順時針方向揉按膽俞穴 50 ～ 100 次，再以逆時針方向揉按 50 ～ 100 次。

揉按脾俞　健脾和胃・祛濕

　　經常刺激小兒脾俞穴有健脾和胃的作用，可增強脾臟的運化功能，促進消化吸收，主治脾胃不和引起的相關病症，尤其是因消化功能減弱而致的身體衰弱。

【穴位定位】
脾俞位於背部，當第十一胸椎棘突下，旁開1.5寸。

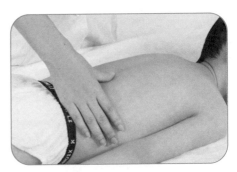

【功效主治】嘔吐、腹瀉、疳積、食慾不振、四肢乏力、消化不良等病症。

【按摩方法】用拇指指腹先以順時針方向揉按脾俞穴 50 ～ 100 次，再以逆時針方向揉按 50 ～ 100 次。

揉按胃俞　和胃助運・治腹脹

　　胃俞穴是胃氣的保健穴，可增強人體後天之本。經常刺激小兒胃俞穴可增強胃的功能，對腸胃疾患有特效。

【穴位定位】
胃俞位於背部，當第十二胸椎棘突下，旁開1.5寸。

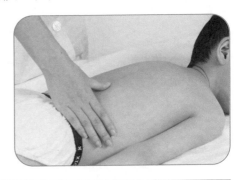

【功效主治】胸脅痛、胃脘痛、嘔吐、腹脹、腸鳴、疳積等病症。

【按摩方法】用拇指指腹以順時針方向迴旋揉動胃俞穴 50 ～ 100 次，以局部有酸脹感為度。

揉按腎俞 益腎助陽、治遺尿

腎俞穴具有培補腎元的作用。腎藏精，精血是生命的根本。經常刺激小兒腎俞穴，能促進腎臟的血流量，改善腎臟的血液循環，達到強腎護腎的目的。

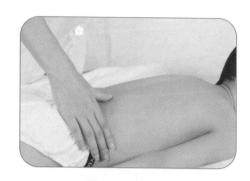

【穴位定位】
腎俞位於腰部，當第二腰椎棘突下，旁開 1.5 寸。

【功效主治】腹瀉、便秘、遺尿、耳鳴、耳聾、哮喘、下肢痿軟等病症。

【按摩方法】用拇指指腹先以順時針方向揉按腎俞穴 10～30 次，再以逆時針方向揉按 10～30 次。

揉按八髎 溫補下元、治便秘

八髎穴是調節人一身氣血的總開關。經常按摩、艾灸小兒八髎穴區域可以由外向內溫補下元，補益氣血。

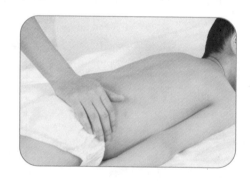

【穴位定位】
八髎位於第一、二、三、四骶後孔中，又稱上髎、次髎、中髎、下髎，左右共 8 個穴位，合稱「八髎」。

【功效主治】小便不利、遺尿、腰痛、便秘、腹瀉、佝僂病、脊髓灰質炎後遺症等病症。

【按摩方法】將掌根按壓在八髎穴上，順時針揉按 30～50 次。

揉按命門 溫腎壯陽、消水腫

　　命門穴為生命的重要門戶。經常按摩小兒命門穴可疏通督脈上的氣滯點，加強其與任脈的聯繫，起到強腎固本、強健骨骼的作用。

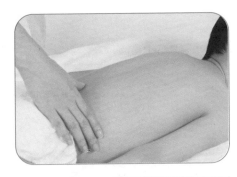

【穴位定位】
命門位於腰部，當後正中線上，第二腰椎棘突下凹陷中。

【功效主治】遺尿、腹瀉、哮喘、水腫、頭痛、耳鳴等病症。

【按摩方法】用拇指指端以順時針方向迴旋揉動命門穴 50 ～ 100 次，力度由輕至重再至輕。

揉按腰陽關 補腎強腰、治遺尿

　　腰陽關穴是督脈上元陰、元陽的相交點，是陽氣通行的關隘。刺激小兒腰陽關穴有除濕降濁、強健腰膝的作用，能很好地改善腰部疾患。

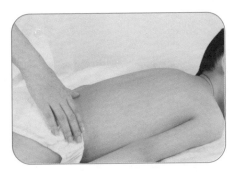

【穴位定位】
腰陽關位於腰部，當後正中線上，第四腰椎棘突下凹陷中。

【功效主治】遺尿、泄瀉、哮喘、水腫、脊髓灰質炎等病症。

【按摩方法】用拇指指端以順時針方向迴旋揉動腰陽關穴 50 ～ 100 次，力度由輕至重再至輕。

揉按定喘　止咳平喘、通宣理肺

　　小兒肺臟嬌弱，容易受風、寒、熱等外邪侵襲，肺失宣肅而發生咳嗽。按揉定喘穴能寬胸理氣、補腎平喘止咳，治療肺系疾病。

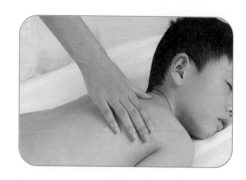

【穴位定位】
定喘位於背部，當第七頸椎棘突下，旁開0.5寸。

【功效主治】哮喘、百日咳、落枕、肩背痛、支氣管炎等病症。

【按摩方法】用拇指指端以順時針方向迴旋揉動定喘穴50～100次，力度由輕至重再至輕。

捏脊　解表通絡、理氣血

　　捏脊常用於治療小兒疳積之類病症，所以又稱「捏積療法」。捏脊還能夠疏通經絡，調節臟腑，從而起到提高免疫力、減少疾病的作用。

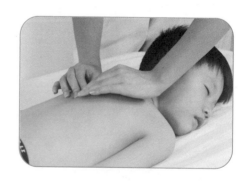

【穴位定位】
脊柱位於大椎至龜尾之間，成一直線。

【功效主治】小兒驚風、失眠、疳積、厭食、腹瀉、便秘、腹痛、夜啼、煩躁等病症。

【按摩方法】將拇指與食指、中指相對，挾提脊柱兩側的皮膚，雙手交替捻動，向前推進3～5遍。

胸腹部按摩常用穴位

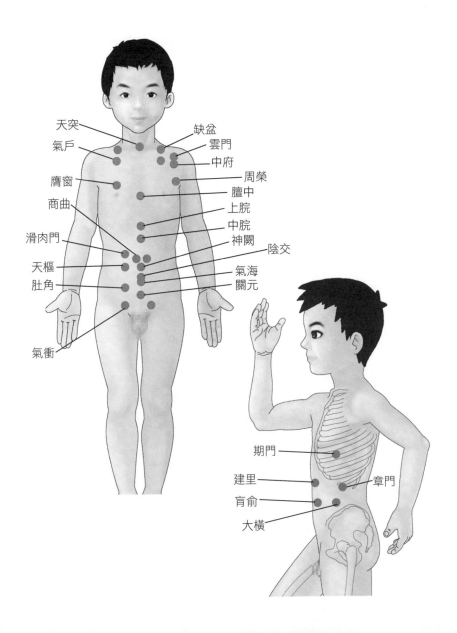

揉天突 降逆止嘔、理氣平喘

如果孩子感冒期間聲音嘶啞，除按揉天突穴外，可以輕輕地揉扁桃體外方 1 ～ 3 分鐘，加上按揉廉泉穴 1 ～ 3 分鐘，每天 1 ～ 2 次，堅持 3 天。

【穴位定位】
天突位於頸部，當前正中線上，胸骨上窩中央。

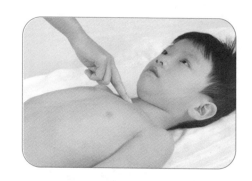

【功效主治】小兒打嗝、咳嗽、嘔吐、食慾不振、咽喉炎、扁桃體炎、咽喉腫痛、胸悶等病症。

【按摩方法】將食指、中指緊併，輕揉患兒頸部天突穴 1 ～ 2 分鐘。

分推膻中 理氣止痛

膻中穴為理氣之要穴，推揉膻中穴能寬胸理氣，對於治療內傷久咳、氣虛咳、咳喘，尤其是對於久咳特別有效。

【穴位定位】
膻中位於胸部，當前正中線上，平第四肋間，兩乳頭連線的中點。

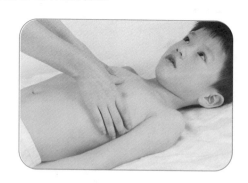

【功效主治】胸悶、吐逆、痰喘、咳嗽、支氣管炎、心悸、心煩等病症。

【按摩方法】用雙手拇指指腹從膻中穴向兩邊分推至乳頭處 30 ～ 50 次，力度適中。

揉按缺盆　調理氣血、清咽止咳

日常生活中可以多深呼吸，促進缺盆穴的血液循環，讓經過此處的經氣更通暢，以防治與缺盆相關的經絡上的疾病。

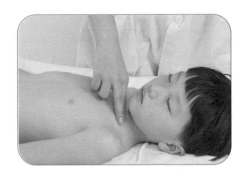

【穴位定位】
缺盆位於鎖骨上窩中央，距前正中線 4 寸處。

| 【功效主治】咽喉腫痛、咳嗽、哮喘等病症。 | 【按摩方法】將食指、中指併攏，用指腹揉按缺盆穴 100 ～ 200 次，以局部有酸脹感為度。 |

揉按雲門　清肺理氣

雲門穴有清肺理氣、瀉四肢熱、清肺熱、除煩滿、利關節的作用。當出現胸悶煩熱等濁氣鬱滯表現時，可以經常按摩雲門穴排除胸中濁氣。

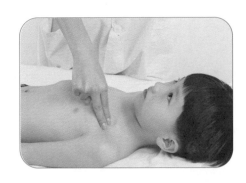

【穴位定位】
雲門位於胸前壁的外上方，肩胛骨喙突上方，鎖骨下窩凹陷，距前正中線 6 寸處。

| 【功效主治】咳嗽、咳痰、哮喘、呃逆等病症。 | 【按摩方法】將食指、中指併攏，用指腹揉按雲門穴 60 ～ 80 次，以局部有酸脹感為度。 |

揉按中脘　健脾養胃、降逆利水

　　中脘穴和足三里穴是後天之本，肚臍及背部的命門穴是先天之本。對於小孩急性嘔吐，揉中脘穴及足三里穴就能迅速緩解。

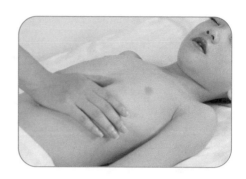

【穴位定位】
中脘位於上腹部，前正中線上，當臍中上4寸。

| 【功效主治】小兒泄瀉、嘔吐、腹脹、腹痛、食慾不振、噯氣、食積等病症。 | 【按摩方法】用手掌緊貼中脘穴，揉動皮下的組織，幅度逐漸擴大，揉按 100～200 次。 |

揉摩神闕（肚臍）　溫陽散寒、消食導滯

　　很多寶寶體檢時發現有缺血，建議媽媽們多為寶寶揉肚臍和足三里穴。只要能堅持一段時間，貧血將會得到改善。

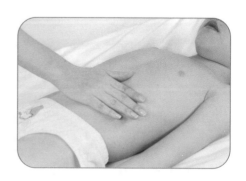

【穴位定位】
神闕位於腹中部，臍中央。

| 【功效主治】腹痛、久泄、脫肛、痢疾、水腫、便秘、尿失禁、消化不良、疳積、腹脹等病症。 | 【按摩方法】將手掌放在神闕穴上，手掌面要緊貼皮膚，在皮膚表面做順時針回旋性的揉摩 100～200 次。 |

揉按中府　清肺熱、止咳喘

中府穴是手太陰肺經的募穴，意為天地之氣在胸中儲積之處，具有宣肺、止咳、平喘、調攝之功，對肺部疾病如咳嗽、氣喘、胸悶等症狀有緩解作用。

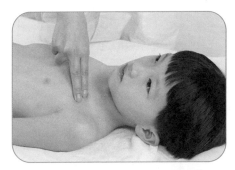

【穴位定位】

中府位於胸前壁的外上方，雲門下1寸，平第一肋間隙，距前正中線6寸。

【功效主治】咳嗽、哮喘、肺炎、肺結核、胸痛等病症。	【按摩方法】將食指、中指併攏，用指腹揉按中府穴100次，以局部有酸脹感為度。

揉氣戶　止咳平喘

氣戶穴為氣出入肺部的門戶，主治咳嗽、氣喘等肺系疾患。如果進食速度過快，或者吸入冷空氣時，很容易產生呃逆的現象，可以由按摩氣戶穴來緩解。

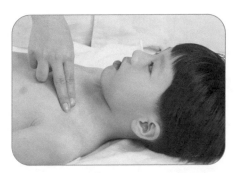

【穴位定位】

氣戶位於胸部，當鎖骨中點下緣，距前正中線4寸。

【功效主治】呼吸喘鳴、咽喉腫痛、咳嗽、氣喘等病症。	【按摩方法】先用食指、中指指腹揉按氣戶穴3～5分鐘，再用掌心推揉3～5分鐘，以局部皮膚發熱為度。

揉按天樞 　消食導滯、祛風止痛

大腸功能出現問題，天樞穴處會有痛感。刺激天樞穴可改善腸腑功能，緩解各種腸道症狀，還能輔助治療便秘。

【穴位定位】
天樞位於腹中部，臍中旁開 2 寸。

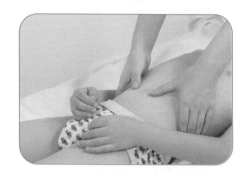

【功效主治】腹脹、腹痛、腹瀉、痢疾、便秘、食積不化、急慢性腸胃炎等病症。

【按摩方法】用拇指指腹按揉天樞穴 50～100 次；用手掌平伏按於脅肋後，以均衡的壓力推抹向天樞穴 80～100 次。

揉按關元 　培補元氣、泄濁通淋

揉關元具有培腎固本、溫補下元、分清別濁的功效，對於泌尿系統疾病的治療效果尤其好。

【穴位定位】
關元位於下腹部，前正中線上，當臍中下 3 寸。

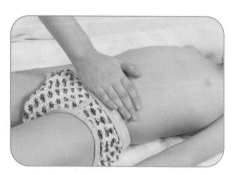

【功效主治】小兒小腹疼痛、吐瀉、食慾不振、消化不良、夜尿症、慢性腹瀉、脫肛、遺尿、尿瀦留等病症。

【按摩方法】將手掌放在關元穴上，手掌面要緊貼皮膚，在皮膚表面做順時針回旋性的摩揉 80～100 次。

揉按膺窗 　止咳消腫

膺窗穴位於胸部，可以疏泄胸中鬱氣，治療咳逆、胸痛、胸膜炎等胸部病症，有寬胸理氣、消癰止痛、止咳寧嗽、消腫清熱的作用。

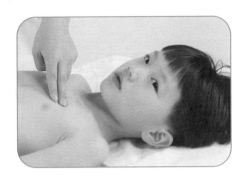

【穴位定位】
膺窗位於胸部，當第三肋間隙，距前正中線4寸。

【功效主治】氣喘、咳嗽、胸脅脹痛等病症。	【按摩方法】先用食指、中指指腹揉按膺窗穴1～3分鐘，再用掌心揉按1～3分鐘，以局部皮膚潮紅為度。

揉按周榮 　順氣強肺

周榮穴屬足太陰脾經，脾臟統血、散精，營養周身，且此穴位於胸部，故能治療胸痛引背、咳逆上氣等胸肺部疾患及飲食不下、呃逆等脾胃疾患。

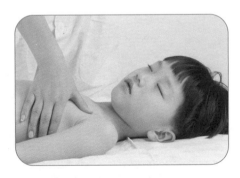

【穴位定位】
周榮位於胸外側部，當第二肋間隙，距前正中線6寸。

【功效主治】咳嗽、氣喘、胸脅脹痛、胸部疼痛等病症。	【按摩方法】將拇指置於周榮穴上，用指腹揉按1～2分鐘，以局部有酸脹感為度。

揉按滑肉門　健脾化濕、清心開竅

　　滑肉門穴位於腹部，為足陽明胃經上的穴位之一。揉按此處穴位時，有打嗝、放屁，以及腸胃蠕動或輕瀉等現象，都屬於正常反應。

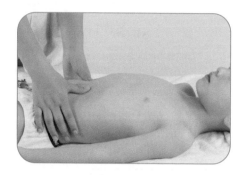

【穴位定位】

滑肉門位於上腹部，當臍中上1寸，距前正中線2寸。

【功效主治】胃痛、噁心、嘔吐、慢性胃腸炎、脫肛、吐舌、舌強等病症。

【按摩方法】用拇指指腹揉按滑肉門穴1～2分鐘，以局部皮膚潮紅為度。

揉按上脘　和胃降逆、化痰寧神

　　上脘穴能促進腸道蠕動，父母經常刺激該穴位，可改善小兒因飲食過快所造成的食物淤積於胃部以引起的不適，起到對食管的保護作用。

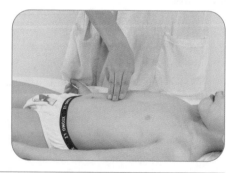

【穴位定位】

上脘位於上腹部，前正中線上，當臍中上5寸。

【功效主治】消化不良、水腫、納呆、腹瀉、腹脹、咳嗽痰多等病症。

【按摩方法】將食指、中指、無名指併攏，用指腹以順時針方向揉按上脘穴1～3分鐘，以局部皮膚潮紅為度。

揉按商曲 　消積止痛

商曲穴是衝脈、足少陰腎經的交會穴。此穴位於腹部，有理中氣、調胃腸的作用，故對腹痛、便秘、腹脹等胃腸病症也有治療效果。

【穴位定位】
商曲位於上腹部，當臍中上 2 寸，前正中線旁開0.5寸。

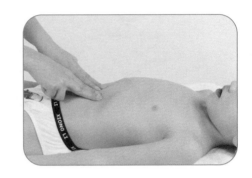

【功效主治】腹痛、泄瀉、便秘、腸炎等病症。	【按摩方法】將食指、中指併攏，用指腹揉按商曲穴 1 ～ 3 分鐘，以局部皮膚潮紅為度。

揉按建里 　健胃和氣

建里穴為任脈上的重要穴位之一。本穴有調理脾胃之功。父母經常刺激此穴，可改善孩子脾胃功能，增進食慾。

【穴位定位】
建里位於上腹部，前正中線上，當臍中上 3 寸。

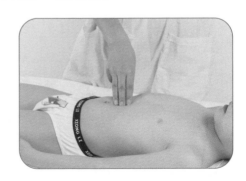

【功效主治】食慾不振、消化不良、急（慢）性腸炎、腹脹等病症。	【按摩方法】將食指、中指、無名指併攏，用指腹按揉建里穴 1 ～ 3 分鐘，以局部有酸脹感為度。

點按肓俞 （理氣止痛）

　　肓俞穴屬足少陰腎經，此穴有積脂散熱之功效。經常按摩肓俞穴對治療腹痛、腹脹、嘔吐、泄瀉、便秘、疝痛、小便淋瀝等相關疾病有特效。

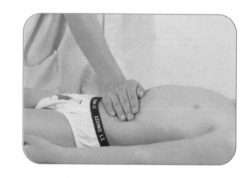

【穴位定位】
肓俞位於腹中部，當臍中旁開 0.5 寸。

【功效主治】疝氣、臍痛、嘔吐、便秘等病症。

【按摩方法】先用掌心揉按肓俞穴 1～3 分鐘，再用拇指指腹點按 1～3 分鐘，以局部皮膚潮紅為度。

揉按陰交 （通經活血）

　　陰交穴為任脈上的穴位之一，也叫少關、橫戶穴。經常按摩此穴對治療臍周疼痛、泄瀉、腸梗阻等相關疾病有特效。

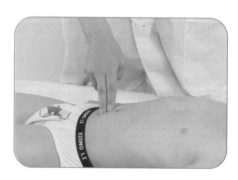

【穴位定位】
陰交位於下腹部，前正中線上，當臍中下 1 寸。

【功效主治】腹痛、繞臍冷痛、腹滿水腫、泄瀉、疝氣、小便不利、鼻出血等病症。

【按摩方法】將食指、中指併攏，用指腹按揉陰交穴 1～3 分鐘，以局部有酸脹感為度。

揉按氣海　益氣助陽、止腹痛

　　氣海穴是人體防病強身的要穴之一，有培補元氣的作用。父母經常刺激此穴，可改善小兒氣虛體弱症狀。

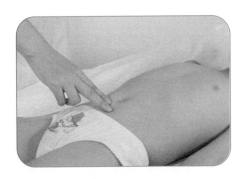

【穴位定位】

氣海位於下腹部，前正中線上，當臍中下1.5寸。

【功效主治】水腫、腹脹、便秘、泄痢、食慾不振、遺尿、疝氣等病症。	【按摩方法】將食指、中指併攏，用指腹以順時針方向揉按氣海穴80～100次，以局部皮膚潮紅為度。

揉按大橫　溫中散寒、調理腸胃

　　大橫穴是足太陰脾經、陰維脈的交會穴，能治腸腹氣之病，為治腹痛、瀉痢的常用穴。

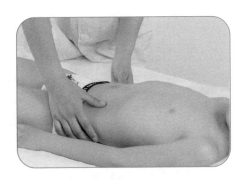

【穴位定位】

大橫位於腹中部，距臍中4寸。

【功效主治】腹脹、腹痛、脾胃虛寒、便秘、痢疾、泄瀉等病症。	【按摩方法】將拇指置於大橫穴上，用指腹按揉50～100次，以局部皮膚潮紅為度。

揉按氣衝 〔理氣止痛〕

入冬前後，孩子出現四肢冰涼時，可以按揉大腿內側的氣衝穴來緩解症狀。本穴還能治呃逆，呃逆不止，即氣上沖也，治之最效。

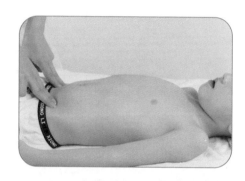

【穴位定位】

氣衝位於腹股溝稍上方，當臍中下5寸，距前正中線2寸。

【功效主治】少腹痛、疝氣、腸鳴、腹痛等病症。

【按摩方法】將食指、中指併攏，用指腹按揉氣衝穴1～2分鐘，以局部皮膚潮紅為度。

揉按期門 〔疏肝理氣、活血〕

期門穴為足厥陰肝經之募穴，足太陰脾經、足厥陰肝經、陰維之會。經常刺激小兒該穴，可增強肝臟的排毒功能。

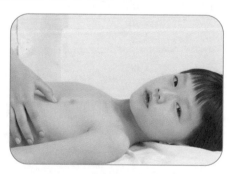

【穴位定位】

期門位於胸部，當乳頭直下，第六肋間隙，前正中線旁開4寸。

【功效主治】胸脅脹痛、嘔吐、肝炎、肝腫大、膽囊炎、黃疸等病症。

【按摩方法】將拇指置於期門穴上，先用指腹揉按1～3分鐘，再推揉1～3分鐘，力度適中，以局部皮膚潮紅為度。

揉按章門　疏肝健脾、理氣散結

　　章門穴是脾的募穴，為足厥陰、少陽之會。五臟之氣稟於脾，脾氣在章門穴聚集、匯合，凡和五臟相關的疾病都可以經由刺激章門穴治療或者緩解。

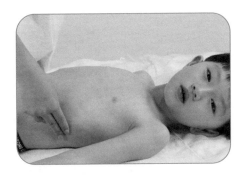

【穴位定位】
章門位於側腹部，當第十一肋游離端的下方。

【功效主治】消化不良、疳積、腹痛、腹脹、泄瀉、嘔吐、胸脅疼痛、黃疸等病症。

【按摩方法】將食指、中指併攏，用指腹揉按章門穴1～3分鐘，力度適中，以局部皮膚潮紅為度。

揉按肚角　理氣消滯、止腹痛

　　孩子脾胃功能較成人虛弱，稍不注意就會出現腹痛、腹瀉的情況。肚角穴堪稱孩子腹痛的剋星，父母進行適當刺激，可得到良好的效果。

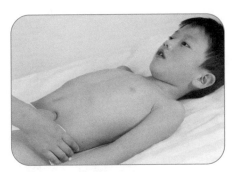

【穴位定位】
肚角位於臍下2寸，旁開2寸的大筋上。

【功效主治】腹痛、腹瀉、便秘、夜臥不安等病症。

【按摩方法】用拇指指腹以順時針方向揉按肚角穴80～100次，以局部皮膚潮紅為度。

下肢部按摩常用穴位

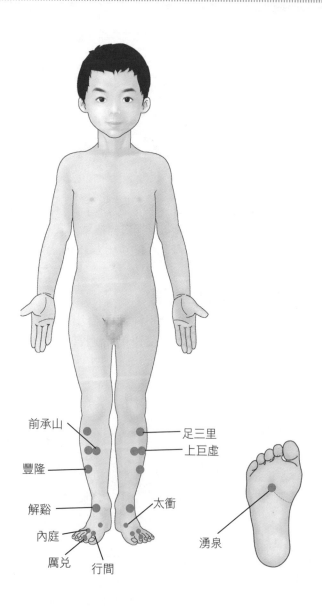

前承山
足三里
上巨虛
豐隆
解谿
太衝
內庭
厲兌
行間
湧泉

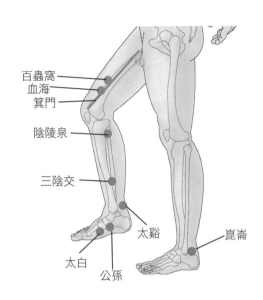

百蟲窩
血海
箕門
陰陵泉
三陰交
太谿
崑崙
太白
公孫

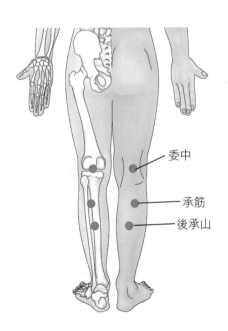

委中
承筋
後承山

揉按足三里 ╴通絡導滯╴

民間有「常揉足三里，像吃老母雞」的說法，其實足三里穴不僅可以用按揉法，艾灸足三里穴也是非常棒的。

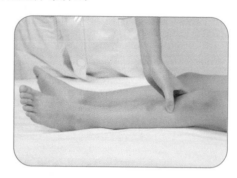

【穴位定位】
足三里位於小腿前外側，當犢鼻下3寸，距脛骨前緣一橫指（中指）。

【功效主治】嘔吐、腹瀉、腹脹、腹痛、腸鳴、便秘、痢疾、疳積、下肢痿痹等病症。

【按摩方法】用拇指指腹用力按壓足三里穴一下，然後以順、逆時針的方向各揉按三下，一按三揉為1次，操作50～100次。

揉按豐隆 ╴化痰平喘、和胃降氣╴

揉豐隆穴能化痰平喘、和胃氣。主治腹脹、痰多、咳嗽、氣喘等。

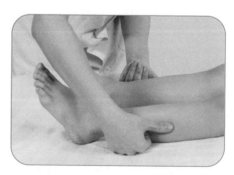

【穴位定位】
豐隆位於小腿前外側，當外踝尖上8寸，條口穴外，距脛骨前緣二橫指（中指）。

【功效主治】頭痛、眩暈、癲狂、痰多咳嗽、下肢痿痹、腹脹、便秘等病症。

【按摩方法】將拇指指腹按壓在豐隆穴上，以順時針的方向揉按30～50次，再以逆時針的方向揉按30～50次。

揉按委中 　疏通經絡、熄風止痙

「腰背委中求」，委中穴有舒筋通絡、散瘀活血、清熱解毒的作用。刺激小兒該穴可以治療腰背疼痛，對一些下肢疾病也有緩解和治療的作用。

【穴位定位】
委中位於膕橫紋中點，當股二頭肌腱與半腱肌肌腱的中間。

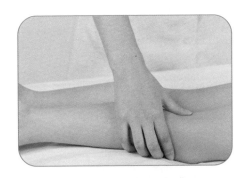

【功效主治】驚風、抽搐、下肢痿軟無力、腹痛、遺尿等病症。

【按摩方法】用拇指指腹以順時針方向揉按委中穴 200 ～ 300 次，力度由輕至重。

揉按承筋 　疏筋活絡

承筋穴位於小腿後側，可治療下肢攣痛、抽筋等病症。經常按摩此穴，還能改善脫肛、痔瘡、便秘等腸腑病症。

【穴位定位】
承筋位於小腿後面，當委中與承山的連線上，腓腸肌肌腹中央，委中下5寸。

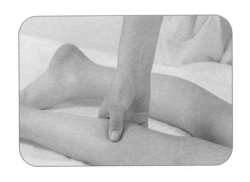

【功效主治】下肢攣痛、抽筋、痔瘡等病症。

【按摩方法】將拇指置於承筋穴上，用指腹揉按1～3分鐘，以局部有酸脹感為度。

推揉湧泉　散熱生氣、聰耳明目

　　揉湧泉穴和揉命門穴配合是傳統的增高法。推湧泉穴能滋陰退熱、引火歸元、止吐止瀉，主治發熱、嘔吐、腹瀉、驚風、目赤腫痛等。

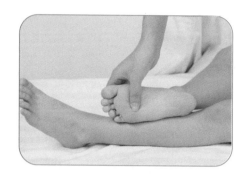

【穴位定位】
湧泉位於足掌心前 1/3 與後 2/3 交界處的凹陷處。

【功效主治】發熱、嘔吐、腹瀉、五心煩熱、失眠、便秘、休克、中暑、癲癇、目赤腫痛、口舌生瘡等病症。	【按摩方法】將拇指指腹按壓在湧泉穴上，以順時針的方向揉按 30～50 次，再以逆時針的方向揉按 30～50 次。

揉按陰陵泉　健脾理氣、通經活絡

　　寶寶消化不良、大便不易成形，可多多按揉陰陵泉穴，治療過敏引發的濕疹也可以揉按陰陵泉穴。

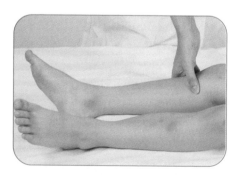

【穴位定位】
陰陵泉與陽陵泉相對，在小腿內側，脛骨內側髁後下方凹陷處。

【功效主治】遺尿、尿失禁、尿路感染、腹水、腹脹、食慾不振、水腫、黃疸、腸炎、消化不良等病症。	【按摩方法】用拇指指腹揉按陰陵泉穴 1～3 分鐘。

推箕門　清熱利尿・治水瀉

　　如果脾臟功能弱，其運化水濕之力勢必減弱，會讓體內濕氣過旺，出現小便不利、水腫等情況。刺激箕門穴可有效改善以上症狀。

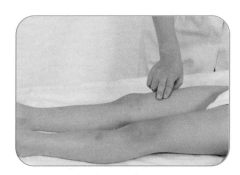

【穴位定位】
箕門位於大腿內側，膝蓋上緣至腹股溝成一直線。

【功效主治】小便赤澀不利、尿閉等病症。

【按摩方法】將食指、中指併攏，用指腹從腹股溝部位推至膝蓋內側上緣，操作 100 ～ 300 次。

揉按百蟲窩　祛風活血・治瘙癢

　　百蟲窩穴有祛風活血、驅蟲止癢的作用，其能夠治療許多皮膚疾病，如風疹、蕁麻疹、濕疹等，還能治療蛔蟲病和下部生瘡等疾患。

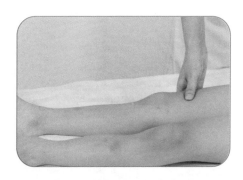

【穴位定位】
屈膝，百蟲窩位於大腿內側，髕底內側端上 3 寸，即血海上 1 寸。

【功效主治】下肢癱瘓及痹痛、四肢抽搐、驚風、昏迷不醒、濕疹、皮炎等病症。

【按摩方法】用拇指指腹以順時針的方向揉按百蟲窩穴 50 ～ 100 次，以局部有酸脹感為度。

揉按三陰交　通經活絡、調和氣血

寶寶有時會出現尿痛、尿不盡等泌尿系統問題，多揉三陰交穴效果超棒。另外，針對濕疹寶寶也可以選擇按揉此穴。

【穴位定位】

三陰交位於小腿內側，足內踝尖上3寸，脛骨內側緣後方。

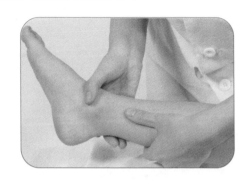

| 【功效主治】遺尿、小便頻數、澀痛不利、癃閉等泌尿系統疾病及下肢痿軟、貧血乏力等病症。 | 【按摩方法】用拇指指腹用力點按三陰交穴50～100次。 |

點揉太谿　清熱止咳

太谿穴是足診三脈「決生死，處百病」的三大獨特要穴之一，是全身的大補穴。寶寶腺樣體肥大、扁桃體腫大、中耳炎都可以選擇按揉太谿穴。

【穴位定位】

太谿位於足內側，內踝後方，當內踝尖與跟腱之間的凹陷。

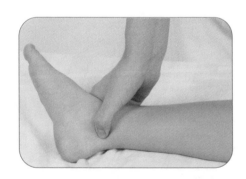

| 【功效主治】頭痛目眩、咽喉腫痛、牙痛、鼻出血、耳聾、耳鳴、咳嗽、氣喘、黃疸、足跟腫痛等病症。 | 【按摩方法】用拇指指腹按揉太谿穴1～2分鐘。 |

揉按上巨虛 　通經活絡、調腸胃

上巨虛穴為大腸經的下合穴，常用於治療腹痛、腹瀉、便秘、消化不良等大腸疾患。

【穴位定位】
上巨虛位於小腿前外側，當犢鼻下6寸，距脛骨前緣一橫指（中指）。

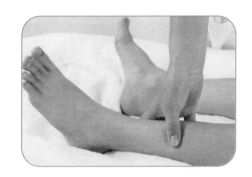

【功效主治】闌尾炎、胃腸炎、泄瀉、便秘、下肢痙攣、膝關節腫痛等病症。

【按摩方法】用拇指指腹用力按壓上巨虛穴一下，然後順時針揉按三下，稱一按三揉，操作3～5分鐘。

撥後承山 　通經活絡、止抽搐

小兒若出現腰背疼痛、小腿痙攣等狀況，按壓後承山穴能緩解上述症狀。本穴對痔瘡、便秘等肛門部疾患也有治療功效。

【穴位定位】
後承山位於小腿後面正中，委中與崑崙之間，當伸直小腿或足跟上提時腓腸肌肌腹下出現的尖角凹陷處。

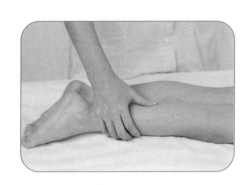

【功效主治】驚風抽搐、便秘等病症。

【按摩方法】用拇指指腹橫向撥動後承山穴10～30次，以局部皮膚潮紅為度。

揉按太衝　疏肝養血、清利下焦

　　現代人容易生氣、胸悶，按揉太衝穴時會發現酸脹感明顯。從太衝穴往大腳趾和二腳趾的縫推，可以幫助我們疏肝理氣。

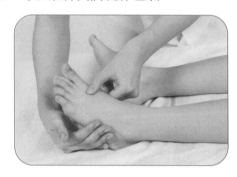

【穴位定位】
太衝位於足背側第一、第二蹠骨間隙的後方凹陷中。

【功效主治】頭暈、頭痛、嘔吐、目赤腫痛、咽痛喉痹、胸脅脹滿、繞臍腹痛、水腫、便秘等病症。

【按摩方法】用拇指指腹稍用力旋轉按揉太衝穴 2～3 分鐘。

揉按前承山　熄風定驚、行氣通絡

　　當寶寶腸絞痛、腸痙攣時，前承山穴往往也會呈現緊張的收縮狀態，多拿揉、按揉前承山穴，直至放鬆，對於緩解腹痛效果非常好。

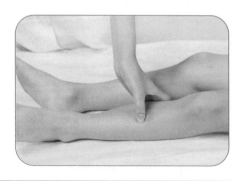

【穴位定位】
前承山位於小腿脛骨旁，與後承山相對。

【功效主治】下肢抽搐、小兒麻痹症、肌肉萎縮、驚風、昏迷不醒等病症。

【按摩方法】用拇指指尖按在前承山穴上，掐壓 3～5 次；然後用拇指指腹按壓此穴，順、逆時針的方向各揉按 30～50 次。

揉按崑崙　散熱化氣、通經活絡

崑崙穴是足太陽膀胱經的經穴，父母可多刺激小兒崑崙穴，能夠增強下肢肌肉力量，緩解足跟痛的症狀。

【穴位定位】
崑崙位於足部外踝後方，當外踝尖與跟腱之間的凹陷處。

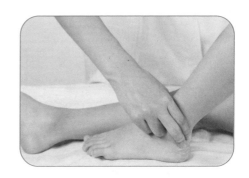

【功效主治】頭痛、小兒驚風、腰腿疼痛、下肢痙攣、足跟痛等病症。

【按摩方法】將食指、中指併攏，用指腹上下揉按崑崙穴 30 ～ 50 次，以局部有酸脹感為度。

掐解谿　清胃化痰、鎮驚

解谿穴是足陽明胃經的母穴，「虛則補其母」，刺激解谿穴有健運脾胃、補益氣血、強健經筋的作用，可以放鬆身心，改善腦供血不足。

【穴位定位】
解谿位於足背與小腿交界處的橫紋中央凹陷中，當拇長伸肌腱與趾長伸肌腱之間。

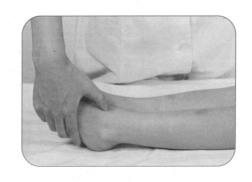

【功效主治】下肢痿痹、踝關節病等病症。

【按摩方法】將拇指置於解谿穴上，用指尖重掐 3 ～ 5 次，以局部有酸痛感為度。

揉按內庭 清胃瀉火、理氣止痛

　　內庭穴最顯著的一個特點就是可以祛胃火，可以說是胃火的剋星。凡是胃火引起的牙痛、咽喉痛、鼻出血、口臭、便秘都可以按摩內庭穴。

【穴位定位】

內庭位於足背，當第二、第三趾間，趾蹼緣後方赤白肉際處。

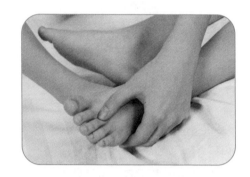

【功效主治】胃熱上沖、胸腹脹滿、小便出血、耳鳴等病症。

【按摩方法】將拇指置於內庭穴上，用指腹揉按1～2分鐘，以局部有酸脹感為度。

夾按厲兌 清熱和胃、蘇厥醒神

　　厲兌穴歸屬足陽明胃經，有緩解治療面腫、齒痛、咽喉腫痛、心腹脹滿等作用。

【穴位定位】

厲兌位於足第二趾末節外側，距趾甲角0.1寸（指寸）。

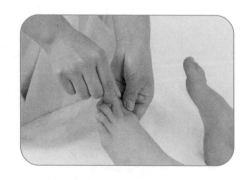

【功效主治】咽喉腫痛、腹脹腹痛、熱病、多夢、驚啼等病症。

【按摩方法】將拇指與食指相對，用手指關節夾按厲兌穴1～2分鐘，以局部皮膚潮紅為度。

推按太白 健脾、助消化

太白穴為足太陰脾經上的穴位，當孩子出現流口水、消化不良、腹脹等脾虛症狀時，可以經常按摩孩子的太白穴來緩解。

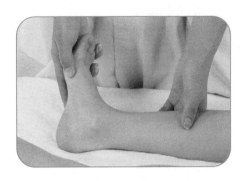

【穴位定位】

太白位於足內側緣，當足大趾本節（第一蹠趾關節）後下方赤白肉際凹陷處。

【功效主治】腹脹、胃痛、完穀不化、腸鳴、腹瀉等病症。

【按摩方法】將拇指置於太白穴上，用指腹推按太白穴 50 ～ 100 次，以局部皮膚潮紅為度。

按揉公孫 健脾胃、助消化

公孫穴是足太陰脾經的絡穴，又是八脈交會穴之一，通衝脈。經常刺激小兒該穴，可以兼治脾胃和胸腹部的疾病。

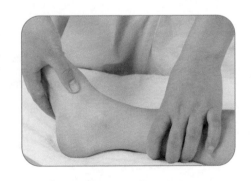

【穴位定位】

公孫位於足內側緣，當第一蹠骨基底的前下方。

【功效主治】腹痛、嘔吐、水腫、胃痛、消化不良等病症。

【按摩方法】將拇指置於公孫穴上，用指腹按揉 50 ～ 100 次，以局部皮膚潮紅為度。

揉按血海 調經統血、健脾化濕

血海穴隸屬足太陰脾經,可引血歸脾,猶如百川歸海,故名。脾經負責身體血液的正常運行,經常刺激小兒血海穴,可調和氣血,治療各種血證。

【穴位定位】

屈膝,血海位於大腿內側,髕底內側端上2寸,股四頭肌內側頭的隆起處。

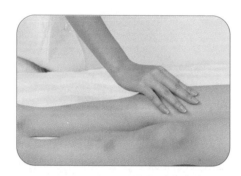

【功效主治】濕疹、蕁麻疹、膝痛、腹脹等病症。

【按摩方法】將拇指置於血海穴上,用指腹按揉 50～100 次,以局部有酸脹感為度。

點按行間 熄風活絡

行間穴為足厥陰肝經上的穴位,按摩行間穴對於疏肝理氣、調暢氣機很有幫助,對肝氣鬱滯引起的腹脹、消化不良、便秘等均可得到緩解。

【穴位定位】

行間位於足背側,第一、第二趾間,趾蹼緣的後方赤白肉際處。

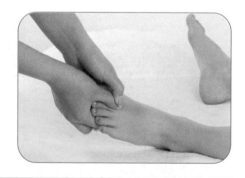

【功效主治】小兒驚風、消化不良、耳鳴、耳聾、眩暈等病症。

【按摩方法】將兩手拇指交疊,以指腹點按行間穴 1～3 分鐘,以局部有酸脹感為度。

第三章

小兒常見病推拿，
捏捏按按百病消

穴位與經絡的治療功能已被現代臨床醫學所證實。穴位是經絡上的重要節點，透過刺激穴位，就可以有調整經絡氣血、平衡陰陽的作用。大量的臨床實踐證明，小兒推拿確有增強免疫功能的作用，同時，小兒推拿還可以使小兒氣血充盈，飲食不偏，食慾旺盛，發育正常等。

咳嗽——好發於嬰幼兒期

　　小兒咳嗽是小兒呼吸系統疾病之一。當呼吸道有異物或受到過敏性因素的刺激時，即會引起咳嗽。嬰幼兒期的寶寶臟腑嬌嫩，肺臟容易引起感染，很容易引發咳嗽等疾病。此外，呼吸系統疾病大部分都會引起呼吸道急、慢性炎症，均可引起咳嗽。根據患病程度可分為急性、亞急性和慢性咳嗽。

寶寶中招了嗎？

　　中醫將咳嗽分為外感咳嗽和內傷咳嗽兩大類。外感咳嗽主要表現為咳嗽、痰稀薄白，常伴鼻塞、流清涕、噴嚏頻頻、惡寒頭痛、肢節酸痛、舌苔薄白、脈浮緊等。內傷咳嗽主要表現為咳嗽日久、乾咳無痰，或少痰而不易咳出，或痰中帶血。

國醫大師支招

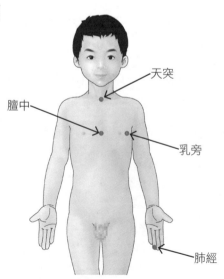

天突

膻中

乳旁

肺經

清肺經 100 次

【肺經位置】位於無名指末節螺紋面。

【操作方法】媽媽用食指螺紋面橈側貼穴位上，自無名指指端向指根的方向直推，反覆操作 100 次。

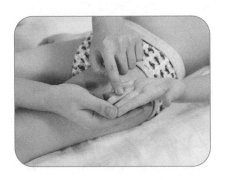

揉按天突 1 分鐘

【天突位置】位於頸部，當前正中線上，胸骨上窩中央。

【操作方法】媽媽用食指端螺紋面微屈貼穴位，向下向裏按揉，隨小兒呼吸起落，反覆操作 1 分鐘。

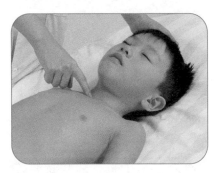

推揉膻中 1 分鐘

【膻中位置】位於胸部，當前正中線上，平第四肋間，兩乳頭連線的中點。

【操作方法】用雙手拇指指腹按在膻中穴上，以順時針的方向揉按 1 分鐘。

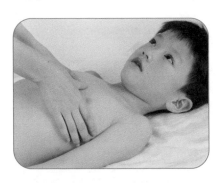

揉乳旁 1 分鐘

【乳旁位置】位於胸部，當乳頭外旁開 2 分處。

【操作方法】媽媽用拇指或中指端於穴位上，做旋轉揉動，反覆操作 1 分鐘。

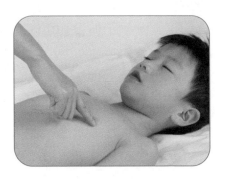

隨證加減

外感咳嗽	開天門，推坎宮，推太陽，拿風池，推上三關，退下六腑，拿合谷。
內傷咳嗽	補脾經，補腎經，揉中脘，按揉足三里，揉肺俞，揉腎俞，補肺經。

送給媽媽們的 TIPS

肺部減壓

寶寶咳嗽痰多時，可將寶寶的頭抬高，將其抱起，用空心掌輕拍其背部，促進痰液排出，減少腹部對肺部的壓力。

保證睡眠品質

孩子體內生長激素在入睡 1 小時後分泌最為旺盛，父母要培養孩子良好的睡眠習慣，以抵禦呼吸道感染。

及時就醫

若孩子咳嗽較重、時間較長，應及時就醫，不得擅自給孩子服用止咳藥物，以免抑制排痰反射及不良反應。

寶寶飲食調理

飲食宜清淡

以富有營養且易消化和吸收的食物為宜。

忌蝦蟹

這類食物不但會加重咳嗽症狀，還有可能致使小兒過敏。

多喝溫開水

寶寶咳嗽時要喝足夠的水，來滿足其生理代謝需要。充足的水分可幫助稀釋痰液，便於咳出。

忌鹹酸食物

食物太鹹易誘發咳嗽；而酸食會斂痰，使痰不易咳出。

感冒——好發於嬰幼兒期

　　小兒感冒即為小兒上呼吸道急性感染，簡稱上感。大部分患兒感冒是以病毒感染為主，此外也可能是支原體或細菌感染。風寒感冒主要症狀為發熱輕、惡寒重、頭痛、鼻塞等症狀。風熱感冒主要症狀為發熱重、惡寒輕，檢查可見扁桃體腫大、充血等症狀。

寶寶中招了嗎？

　　感冒俗稱傷風，是由病毒引起的上呼吸道感染，是小兒最常見的疾病之一，有傳染性，一年四季均可發生，以冬、春季節多見，一般可分為外感風寒與外感風熱兩大感冒。一般伴有夾食、夾驚者多，為小兒患本病過程中與成年人不同的特點。

國醫大師支招

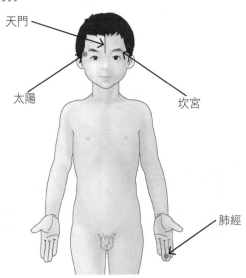

天門

太陽

坎宮

肺經

開天門 30 次

【天門位置】兩眉頭連線的中點至前髮際成一條直線。

【操作方法】用兩手拇指橈側交替向上直推,反覆操作 30 次。

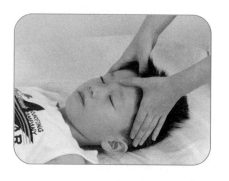

推坎宮 30 次

【坎宮位置】自眉心起沿眉向眉梢成一橫線。

【操作方法】用兩手拇指橈側由眉頭向眉梢直推,反覆操作 30 次。

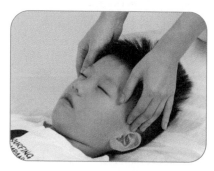

按揉太陽 100 次

【太陽位置】位於顳部,當眉梢與目外眥之間,向後約一橫指的凹陷處。

【操作方法】父母用拇指指腹順時針揉按太陽穴 50 ～ 100 下。

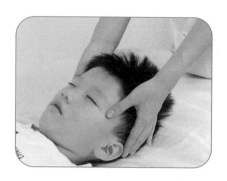

清肺經 300 次

【肺經位置】位於無名指末節螺紋面。

【操作方法】用拇指指腹由無名指掌面末節指紋向指尖方向推動為清肺經,推 300 下。

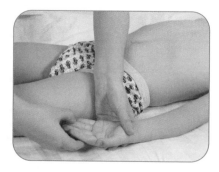

隨證加減

風寒感冒	按揉內勞宮，按揉合谷。
風熱感冒	揉曲池，按大椎，退六腑。

送給媽媽們的 TIPS

積極鍛鍊

小兒需要適當到戶外活動，進行體育鍛鍊，只要持之以恒，便可增強體質，預防上呼吸道感染。

避免環境污染

儘量不要帶孩子到人多、空氣密閉的地方，避免病毒、空氣污染等發病誘因。

注意溫度變化

根據氣溫適時加減衣服，穿衣過多或過少，室溫過高或過低，天氣驟變，都有可能誘發感冒。

寶寶飲食調理

吃易消化的食物

嬰幼兒在感冒時，最好吃容易消化且營養較高的食物，如可以多吃一些營養豐富的黃綠色蔬菜，這樣可以增強抵抗力。

補充維生素 C

預防嬰幼兒感冒，最好多吃橙子、蘋果等富含維生素 C 的水果，有助於增強抵抗力。

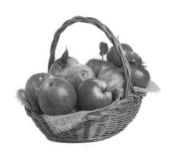

注意提高食慾

寶寶感冒後食慾會下降，做清淡又容易吞咽的食物，有助於提高寶寶的食慾。

發熱──好發於嬰幼兒期

發熱是指體溫異常升高，為小兒常見病症。可見於多種急、慢性疾病中，根據其發病原因，可分為外感發熱、胃腸積滯發熱、體虛內熱三類。但傳染病及組織壞死發熱，不屬按摩範圍。

寶寶中招了嗎？

發熱有時是身體對外來細菌、病毒侵入的一種警告，是嬰幼兒一種天生的自我保護功能，有時是由身體某些機能問題引起的。小兒正常體溫是 36 ～ 37.3℃，只要小兒體溫超過正常的體溫 37.3℃即為發熱。臨床一般伴有面赤唇紅、煩躁不安、呼吸急促等症狀。低度發熱體溫介於 37.3 ～ 38℃之間，若體溫高、發熱持續時間過長，應及早就醫。

國醫大師支招

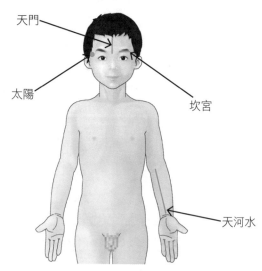

天門

太陽

坎宮

天河水

開天門 30 次

【天門位置】兩眉頭連線的中點至前髮際成一條直線。

【操作方法】用雙手拇指橈側，交替向上直推，反覆操作 30 次。

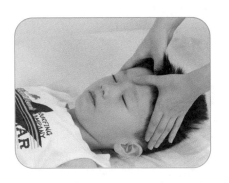

推坎宮 30 次

【坎宮位置】自眉心起沿眉向眉梢成一橫線。

【操作方法】用雙手拇指橈側，由眉頭向眉梢方向直推，反覆操作 30 次。

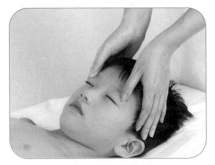

揉太陽 30 次

【太陽位置】位於顳部，當眉梢與目外眥之間，向後約一橫指的凹陷處。

【操作方法】用拇指螺紋面貼穴位上，向耳朵方向旋轉按揉，反覆操作 30 次。

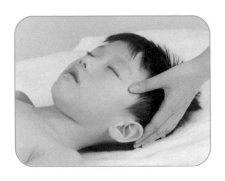

清天河水 100 次

【天河水位置】位於前臂正中，自腕至肘，成一直線。

【操作方法】用食、中二指螺紋面，從腕關節向肘關節直推，反覆操作 100 次。

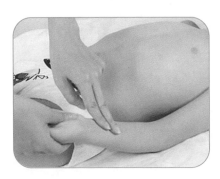

隨證加減

胃腸積滯	清胃經，清大腸經，退六腑。
體虛內熱	補脾經，清天河水，推湧泉，捏脊。

送給媽媽們的 TIPS

物理降溫

　　6個月以上的寶寶可以使用退熱貼，一旦發熱超過38℃即可在孩子的額頭、後頸各貼一片，或用濕毛巾進行冷敷。同時，用溫水為孩子擦拭身體，也能起到降溫的作用。

注意體溫

　　體溫在38℃以下時，一般不需要特殊處理，但需多觀察、多飲水；體溫在38～38.5℃時，應穿較薄的衣物，促進皮膚散熱，室溫保持在15～25℃；體溫高於38.5℃時，且持續時間較長，則需及時就醫。

寶寶飲食調理

補充足夠的水分

　　體液、尿液、汗液是降溫的必要途徑，多飲開水、鮮果汁、綠豆湯等，宜吃些有生津解渴、解毒散熱作用的水果，如奇異果、草莓等。

採用少食多餐制

　　根據病情選擇流質、半流質食物。飲食宜清淡，少油膩少甜食。

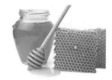

適當餵些鹽糖水

　　如寶寶發熱時伴有腹瀉，可適當餵些鹽糖水。

忌多食蜂蜜

　　吃蜂蜜會使孩子內熱得不到很好的消除，容易併發其他病症。

支氣管炎──好發於兒童期、青少年期

支氣管炎是小兒的常見疾病，可分為急性和慢性兩種。急性支氣管炎，多因風寒外侵，肺氣鬱閉，或因環境不良，吸入帶刺激性的氣味，或灰塵所引起；慢性支氣管炎為傷風、流行性感冒、百日咳、傷寒、麻疹等引起，日久不癒，則轉為慢性，每年冬季可發作。

寶寶中招了嗎？

小兒支氣管炎是兒童常見呼吸道疾病，患病率高，一年四季均可發生，冬春季節達高峰。當患支氣管炎時，小兒常常有不同程度的發熱、咳嗽、食慾減退或伴嘔吐、腹瀉等，較小兒童還可能有喘憋、喘息等毛細支氣管炎表現。儘管有少數患兒可能發展成為支氣管肺炎，但大多數患兒病情較輕，以在家用藥治療和護理為主。

國醫大師支招

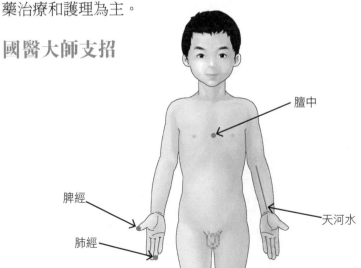

膻中

脾經

天河水

肺經

清肺經 100 次

【肺經位置】位於無名指末節螺紋面。

【操作方法】用拇指橈側，從指根向指尖方向直推，反覆操作 100 次。

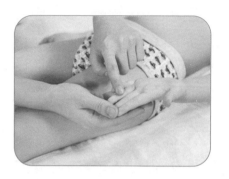

補脾經 100 次

【脾經位置】位於拇指末節螺紋面。

【操作方法】用拇指螺紋面緊貼穴位上做順時針方向旋轉揉動，反覆操作 100 次。

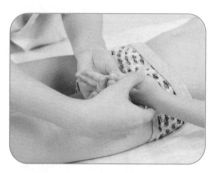

揉膻中 100 次

【膻中位置】位於胸部，當前正中線上，平第四肋間，兩乳頭連線的中點。

【操作方法】用食、中二指螺紋面緊貼穴位上，做順時針方向旋轉揉動 100 次。

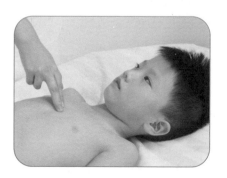

清天河水 100 次

【天河水位置】位於前臂正中，自腕至肘，成一直線。

【操作方法】用食、中二指螺紋面，從腕關節向肘關節直推，反覆操作 100 次。

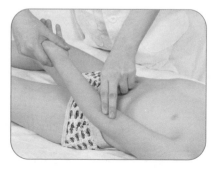

隨證加減

急性支氣管炎	分陰陽，揉小天心，揉一窩風，平肝經，清胃經，順運內八卦，揉肺俞。
慢性支氣管炎	補肺經，補腎經，合陰陽，揉肺經，揉小橫紋。

急送給媽媽們的 TIPS

皮膚潤滑

　　按摩時，手指應蘸少量黃酒，以增強療效、潤滑皮膚，也可用薑汁或蔥白汁代替。

防止傷食

　　少食辛辣香燥、炙煿食物及肥甘厚味，防止內傷乳食。

翻身拍背

　　嬰幼兒咳嗽時，除拍背外，還應幫助翻身，每 1～2 小時一次，使患兒保持半臥位，有利痰液排出。

寶寶飲食調理

多餵水

　　小兒患支氣管炎時有不同程度的發熱，水分蒸發較大，應注意給患兒多餵水。可用糖水或糖鹽水補充，也可用米湯、蛋湯補給。飲食以半流質為主，以增加體內水分，滿足機體需要。

營養充分

　　小兒患支氣管炎時營養物質消耗較大，加之發熱及細菌毒素影響胃腸功能，消化吸收不良，因而患兒體內營養缺乏是不容忽視的。對此，家長對患兒要採取少量多餐的方法，給予清淡、營養充分均衡且易消化吸收的半流質或流質飲食，如稀飯、煮軟的麵條、雞蛋羹、新鮮蔬菜、水果汁等。

支氣管哮喘——好發於兒童期、青少年期

支氣管哮喘是小兒常見的一種變態反應性疾病，以呼氣困難和支氣管哮鳴為特徵，分為虛、實兩類。實證多由於外感風寒、痰火內阻、水飲乘肺而致。虛證多因元氣虛耗、腎不納氣所致。本病常由上呼吸道感染誘發，多數小兒屬於過敏體質。

寶寶中招了嗎？

目前認為支氣管哮喘是一種慢性氣道持續的炎症性疾病，許多細胞在其發病中起到重要作用，如淋巴細胞、嗜酸性粒細胞、肥大細胞等，並伴有非特異性氣道反應明顯增高，以氣道的高反應性（BHR）為主要臨床特徵的一種多因性疾病。

在臨床上主要表現為反覆可逆性的喘息和咳嗽發作，胸悶、呼吸困難。這些症狀常是可逆的，但也可變重偶致死亡。故對哮喘的防治應予重視。

國醫大師支招

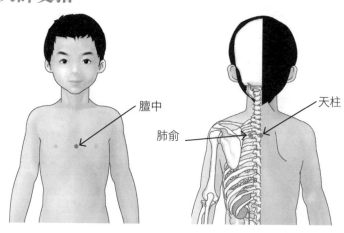

膻中

肺俞

天柱

揉膻中 100 次

【膻中位置】位於胸部，當前正中線上，平第四肋間，兩乳頭連線的中點。

【操作方法】用食指螺紋面貼穴位上，做順時針方向旋轉揉動 100 次。

擦膻中 100 次

【膻中位置】位於胸部，當前正中線上，平第四肋間，兩乳頭連線的中點。

【操作方法】用手掌腹面貼穴位上，做上下往返摩擦 100 次，以有溫熱感為度。

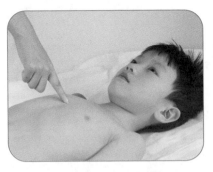

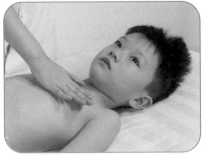

揉肺俞 100 次

【肺俞位置】位於背部，當第三胸椎棘突下，旁開 1.5 寸。

【操作方法】患兒俯臥，用拇指或食指、中指二指螺紋面按於穴位，做順時針方向旋轉按揉，反覆操作 100 次。

揉身柱 100 次

【身柱位置】位於背部後正中線上，第三胸椎棘突下凹陷中。

【操作方法】家長用食指指腹蘸油推揉身柱穴至發熱。以有酸麻脹痛的感覺為佳，反覆操作 100 次。

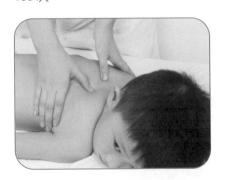

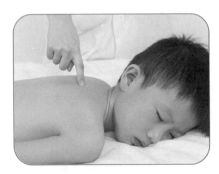

隨證加減

實喘者	揉小橫紋，逆運內八卦，清天河水，揉板門，揉小天心，揉一窩風，清肺經，退六腑，清小腸經。
虛喘者	補腎經，揉小天心，揉小橫紋，逆運內八卦，推四橫紋，揉二馬，補脾經，清肺經。

送給媽媽們的 TIPS

注意生活起居

起居有常，寒溫調適，防止感冒。

強身健體

平素注意扶正強身，尤以補肺、健脾、益腎為主。

及時就醫

哮喘發作時，先用擦法，後用揉法，隔日按摩 1 次，經 5 次治療不見效者，及時到醫院兒科診療。

寶寶飲食調理

飲食營養

平時多吃一些有營養的食物，多吃一些維生素、蛋白質含量高的食物。

母乳

嬰兒應以母乳為主，母乳中含分泌型免疫蛋白抗體，能增加呼吸道的抵抗力。

含鈣食物

多食用含鈣類食物，能增強氣管抗過敏能力，如豆腐、棒子骨等。

慢性扁桃體炎──好發於兒童期

　　慢性扁桃體炎是小兒常見疾病之一，由上呼吸道感染，或長期中耳炎、頸淋巴結炎等導致。其主要症狀是咽部和扁桃體充血紅腫及疼痛，可見黃白色分泌物，偶爾有低熱，食慾欠佳。慢性扁桃體炎可引起腎炎、風濕等全身性疾病和雞胸、漏斗胸，應及時治療。

寶寶中招了嗎？

　　扁桃體炎是兒童時期常見病、多發病，分為急性、慢性扁桃體炎，在季節更替、氣溫變化時容易發病。表現為發熱、咳嗽、咽痛，嚴重時高熱不退、吞嚥困難，檢查可見扁桃體充血、腫大、化膿。慢性扁桃體炎為扁桃體的持續感染性炎症，多由於急性扁桃體炎反覆發作或因顎扁桃體隱窩引流不暢，隱窩內細菌、病毒滋生感染而演變為慢性炎症，檢查可見扁桃體肥大、充血，或可見分泌物，頷下淋巴結腫大。

國醫大師支招

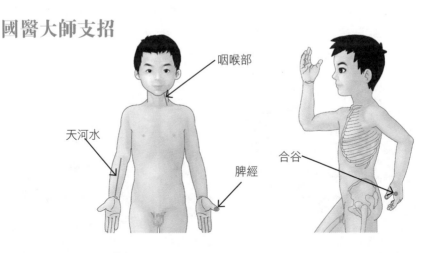

清天河水 100 次

【天河水位置】位於前臂正中，自腕至肘，成一直線。

【操作方法】用食、中二指螺紋面，從腕關節橫紋向肘關節橫紋直推，反覆操作 100 次。

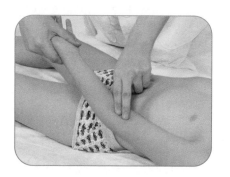

推合谷 100 次

【合谷位置】位於手背大拇指和食指的虎口處。

【操作方法】用拇指端橈側面貼穴位上，從腕關節橈側緣向虎口直推，反覆操作 100 次。

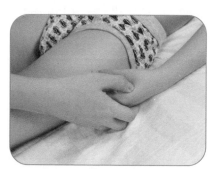

擦咽喉部 100 次

【咽喉位置】下頜骨中點至胸骨上窩成一直線。

【操作方法】用拇指與食指螺紋面分別置於咽喉兩側，上下往返擦抹，反覆操作 100 次。

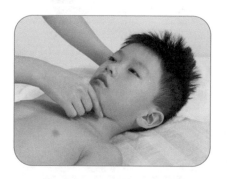

清脾經 100 次

【脾經位置】位於拇指橈側緣或拇指末節螺紋面。

【操作方法】用拇指橈側貼穴位上，指側邊緣由指尖向指根方向直推 100 次。

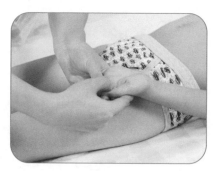

隨證加減

風熱外侵型	按揉大椎穴，按揉曲池、合谷穴。
肺胃熱盛型	清大腸經，退六腑，清小腸經。

送給媽媽們的 TIPS

強身健體

　　針對體弱多病的寶寶，專家建議加強鍛鍊，增強身體的抵抗力。在感冒流行的季節或是看出寶寶出現臉色發紅、輕微咳嗽等，可用板藍根沖劑當茶飲，具有預防作用。

加強預防

　　對於本身就有慢性扁桃體肥大的寶寶，除了以上措施外還要額外加強保護措施。早晚用淡鹽水漱口，以能感到微鹹為宜。在很多兒童醫院，也有專門針對慢性扁桃體炎的漱口液，對預防慢性扁桃體炎的反覆發作特別好。

愛護口腔衛生

　　愛護口腔衛生，養成良好的生活習慣。家長要督促孩子每天早晚刷牙、飯後清水漱口，避免食物殘渣存在口腔中。按時就餐，多喝水，多吃青菜、水果，不可偏食肉類，尤其不可過多食用炸雞、炸魚。

寶寶飲食調理

　　茶葉對人體具有很好的保健功效，所以自從茶被發現和利用以來，茶與茶療一直是我國醫藥學的重要組成部分。以茶作為單方或與其他中藥組成複方，用來內服或外用，以此作為養生保健、防病療疾的一種治療方法，即稱為茶療。

　　茶療可謂中國茶文化寶庫中的一朵奇葩。茶在中國最早是以藥物身份出現的，中國對茶的養生保健和醫療作用的研究與應用有著悠久的歷史。

消化不良——好發於嬰幼兒期

　　小兒消化不良是由飲食不當或非感染因素引起的小兒腸胃疾患。常見症狀為餐後飽脹、進食量少、上腹痛、噯氣、噁心、上腹灼熱感，偶有嘔吐、哭鬧不安等。

　　這些症狀都會影響患兒進食，導致身體營養攝入不足，發生營養不良的概率較高。

寶寶中招了嗎？

　　寶寶消化不良的時候，會出現食慾下降的症狀，到了吃飯的時間也不想吃東西，並且有腸鳴的症狀，可以聽到寶寶肚子發出咕嚕咕嚕的聲音。在夜晚的時候，寶寶會煩躁、啼哭、晚上睡得不安寧，甚至有低燒的情況出現。

國醫大師支招

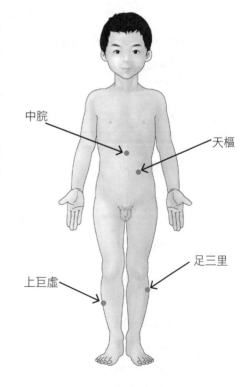

中脘

天樞

足三里

上巨虛

揉按中脘 100 次

【中脘位置】位於上腹部，前正中線上，當臍中上 4 寸。

【操作方法】用拇指指腹輕柔地勻速迴旋按揉中脘穴 100 次，以皮膚潮紅發熱為度。

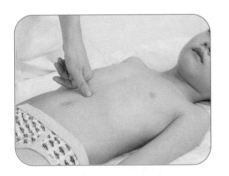

揉按天樞 100 次

【天樞位置】位於腹中部，臍中旁開 2 寸。

【操作方法】用拇指指腹迴旋按揉天樞穴 100 次，以皮膚潮紅發熱為度。

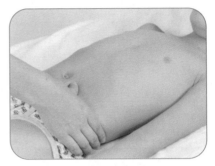

揉按足三里 2 分鐘

【足三里位置】位於小腿前外側，當犢鼻下 3 寸，距脛骨前緣一橫指（中指）。

【操作方法】用拇指指腹揉按足三里穴 2 分鐘，以局部有酸脹感為度。

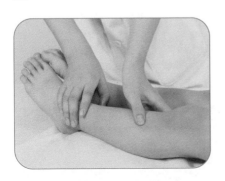

揉按上巨虛 200 次

【上巨虛位置】位於小腿前外側，當犢鼻下 6 寸，距脛骨前緣一橫指（中指）。

【操作方法】用拇指指腹揉按上巨虛穴 200 次，以皮膚潮紅發熱為度。

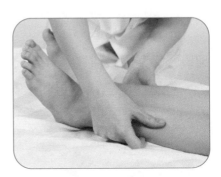

隨證加減

脾胃虛弱	揉按脾俞，揉按胃經。
脾虛肝鬱	揉按肝俞，揉按肝經。

送給媽媽們的 TIPS

合理搭配輔食

提供輔食時要注意合理搭配，避免營養單一。輔食的添加要遵從由少到多、由糊狀到顆粒狀到半固體的過渡。

適量補充液體

出現嘔吐、腹瀉等症狀的孩子，應及時補充液體，保證體內水分充足。

充分休息

孩子出現消化不良時，讓孩子充分休息有助於緩解孩子的不適與心情，從而促進消化。

寶寶飲食調理

飲食定量

注意飲食，宜定時定量，不宜太飽；食物宜新鮮、清潔。

忌辛辣

不要過食辛辣、炙烤和肥膩的食物。

母乳

新生兒儘量給予母乳餵養，不要在夏季讓寶寶斷奶，餵奶要定時，一次不可餵得太多，兩次餵奶中間要讓寶寶喝點白開水。

嘔吐——好發於新生兒期、嬰幼兒期

嘔吐是由於胃失和降，氣逆於上，迫使食管和胃內容物從口、鼻中湧出。古人以有物有聲為嘔，有物無聲為吐。《小兒推拿廣意》中說：「有物有聲名曰嘔，乾嘔則無物，有物無聲名曰吐。」由於嘔與吐往往同時並作，故統稱為嘔吐。

寶寶中招了嗎？

嘔吐的類型可分3種：

（1）**溢乳**：在小嬰兒，胃呈水平位，胃部肌肉發育未完善，賁門鬆弛，因而在哺乳過多或吞入空氣時，吃奶後常自口角溢出少量乳汁，這種情況比較常見，不影響健康。這不屬於嘔吐。

（2）**普通嘔吐**：嘔吐前常有噁心，以後吐一口或連吐幾口，吐出較多胃內容物。多見於飲食不當引起的消化不良，胃腸道感染或全身感染引起的症狀性嘔吐。

（3）**反覆嘔吐**：在小嬰兒多見於胃食管反流症，學齡前或學齡兒童多見於再發性嘔吐（見後敘述）。

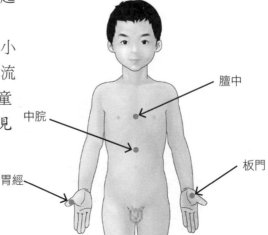

膻中

中脘

板門

胃經

國醫大師支招

清胃經 100 次

【胃經位置】位於拇指掌側第一指節。

【操作方法】用拇指外側緣（橈側），從指根向指尖方向直推胃經，反覆操作 100 次。

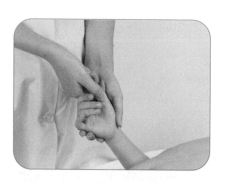

推、揉中脘各 100 次

【中脘位置】位於上腹部，前正中線上，當臍中上 4 寸。

【操作方法】先用掌揉中脘，再以指端自中脘向上推至喉下或自喉下推至中脘，反覆操作 100 次。

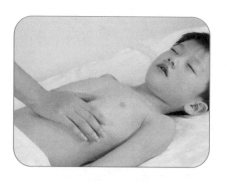

推板門 100 次

【板門位置】位於手掌大魚際表面（雙手拇指近側，在手掌肌肉隆起處）。

【操作方法】用拇指外側緣（橈側），從拇指根推至掌根橫紋處，反覆操作 100 次。

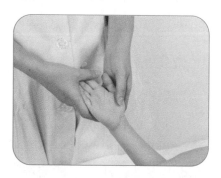

推揉膻中 1 分鐘

【膻中位置】位於胸部，當前正中線上，平第四肋間，兩乳頭連線的中點。

【操作方法】用雙手拇指指腹從膻中穴向兩邊分推至乳頭處，反覆操作 1 分鐘。

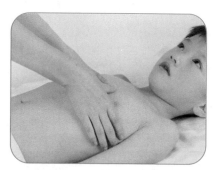

隨證加減

脾胃虛弱者	補脾經，揉板門，分推腹陰陽，捏脊。
外邪犯胃	推攢竹，分推坎宮，推太陽，清大腸經，揉外勞宮等。

送給媽媽們的 TIPS

配合中西醫治療

　　反覆嘔吐又可導致脫水、酸中毒等，要及時配合中西醫綜合治療。

飲食節制

　　飲食節制、冷熱適度。

注意保暖

　　避免感受外邪、風寒入體而傷胃。

寶寶飲食調理

禁食

　　往往父母因看到孩子嘔吐，就慌了手腳，當嘔吐完畢後，又急著餵孩子吃東西，結果又引起第二波的嘔吐。

　　其實，對於嘔吐最好的處理是暫時先禁食 4 ～ 6 小時，包括開水、牛奶都不准喝，等待嘔吐反應過去。在這段期間，若寶寶吵著要喝水，可以以棉花棒沾水潤濕口腔，大寶寶則可以給予棒棒糖安撫。

飲電解質液體

　　當症狀改善，寶寶較舒服時，再給予多次少量電解質液（可以運動飲料代替，但若同時合併腹瀉時，應將運動飲料稀釋後再喝）。若無明顯噁心、嘔吐、腹脹情形，可再給予清淡食物（如稀飯、乾飯、白吐司、饅頭），但應避免乳製品、油膩飲食（這類食物會引起胃脹或噁心感）2 ～ 3 天。

泄瀉——好發於嬰幼兒期

泄瀉是指糞便溏薄，甚至稀如水樣，或有乳便、食物不化等。每日大便次數增多，以一周半歲以下的小兒為多見，大多數發生在夏秋之際。

寶寶中招了嗎？

1. 大便次數增多，每日 3 ～ 5 次，多者達 10 次以上，呈淡黃色，如蛋花湯樣，或黃綠稀溏，或色褐而臭，可有少量黏液。或伴有噁心、嘔吐、腹痛、發熱、口渴等症。

2. 有乳食不節、飲食不潔或感受時邪病史。

3. 重症腹瀉及嘔吐嚴重者，可見小便短少、體溫升高、煩渴神疲、皮膚乾癟、囟門凹陷、目眶下陷、啼哭無淚等脫水徵，以及口唇櫻紅、呼吸深長、腹脹等酸鹼平衡失調和電解質紊亂的表現。

國醫大師支招

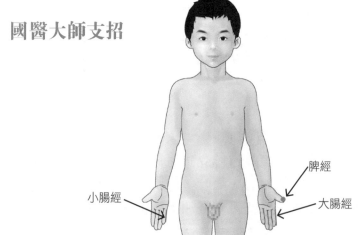

脾經

小腸經

大腸經

補脾經 100 次

【脾經位置】位於拇指橈側緣或拇指末節螺紋面。

【操作方法】將拇指屈曲，循拇指橈側邊緣向指根直推，反覆操作100～200 次。

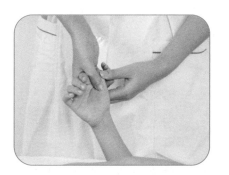

推大腸經 100 次

【大腸經位置】位於食指橈側緣，自食指尖至虎口，成一直線。

【操作方法】用拇指指腹面橈側緣，從食指尖直推向虎口，反覆操作 100 次。

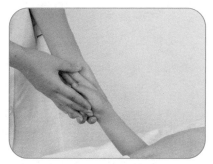

清小腸 100 次

【小腸經位置】位於小指尺側緣，指尖至指根，成一直線。

【操作方法】以拇指從小指根推向指尖，反覆推 100 次。反之推為補小腸。

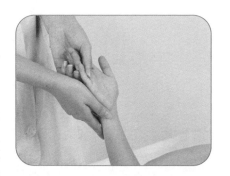

摩腹 100 次或 5 分鐘

【腹位置】在腹部。

【操作方法】將四指併攏，沿肋弓角緣做順時針或逆時針方向摩腹操作。反覆操作 100 次或 5 分鐘。

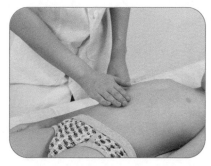

隨證加減

寒濕者	揉外勞宮，揉天樞，按脾俞、胃俞並解表。
濕熱者	清大腸經，推上三關，退下六腑並解表。

送給媽媽們的 TIPS

注意腹部保暖

　　日常應該注意孩子的腹部保暖，避免因腹部受涼使胃腸道功能出現異常，從而導致小兒腹瀉的發生。

增強體質

　　注意小兒體格鍛鍊，可多參與戶外活動，以提高對自然環境的適應能力，增強機體抵抗力，避免感染疾病。

加強體弱幼兒護理

　　營養不良、佝僂病及病後體弱小兒要加強護理，注意飲食衛生，對輕型腹瀉應及時治療，以免拖延成為重型腹瀉。

寶寶飲食調理

飲食宜清淡

　　以富有營養且易消化和吸收的食物為宜。

多喝溫開水

　　寶寶咳嗽時要喝足夠的水，來滿足其生理代謝需要。充足的水分可幫助其稀釋痰液，便於咳出。

忌蝦蟹

　　這類食物不但會加重咳嗽症狀，還有可能致
使小兒過敏。

忌鹹酸食物

　　食物太鹹易誘發咳嗽；而酸食會斂痰，使痰不易咳出。

便秘──好發於嬰幼兒期、兒童期

　　小兒咳嗽是小兒呼吸系統疾病之一。當呼吸道有異物或受到過敏性因素的刺激時，即會引起咳嗽。嬰幼兒期的寶寶臟腑嬌嫩，肺臟容易引起感染，很容易引發咳嗽等疾病。此外，呼吸系統疾病大部分都會引起呼吸道急、慢性炎症，均可引起咳嗽。根據患病程度可分為急性、亞急性和慢性咳嗽。

寶寶中招了嗎？

　　患兒排便次數減少，糞便乾燥、堅硬，有排便困難和肛門疼痛。有時糞便擦傷腸黏膜或肛門引起出血，而大便表面可帶有少量血或黏液。自覺腹脹及下腹部隱痛、腸鳴及排氣多。長期便秘可能繼發痔瘡或直腸脫垂。因糞便停留於腸道內過久還可反射性地引起全身症狀，如精神不振、乏力、頭暈、頭痛、食慾不振。

國醫大師支招

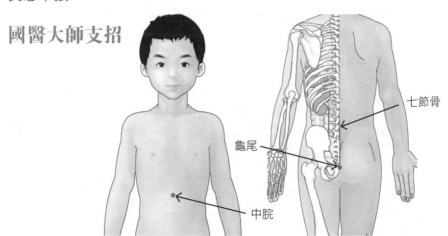

七節骨

龜尾

中脘

揉中脘 100 次

【中脘位置】位於上腹部，前正中線上，當臍中上4寸。

【操作方法】用手掌部做順時針或逆時針方向揉中脘穴，反覆操作100次。

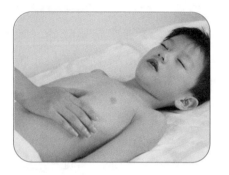

摩腹 100 次或 5 分鐘

【腹位置】在腹部。

【操作方法】以食指、中指、無名指指端螺紋面，沿弓角緣做順時針或逆時針方向摩腹操作，反覆做100次或5分鐘。

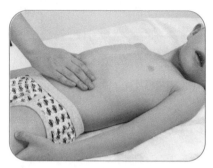

揉龜尾 100 次

【龜尾位置】位於尾椎骨末端。

【操作方法】用拇指端或中指端揉，稱為揉龜尾，反覆操作100次。

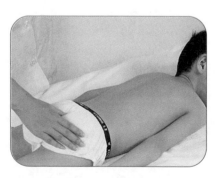

下推七節骨 100 次

【七節骨位置】位於腰骶正中，第四腰椎至尾骶骨處。

【操作方法】用拇指面或食指、中指二指面自上向下做直推，反覆操作100次。

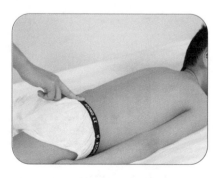

隨證加減

實秘者	清胃經，清大腸經，退六腑，揉天樞。
虛秘者	補脾經，清大腸經，推三關，揉天樞，捏脊，按揉足三里。

送給媽媽們的 TIPS

加強運動

　　督促、引導兒童多到戶外進行運動，根據兒童的年齡和身體情況，選擇合適的運動方式，以增強體質、促進排便。

養成養好的排便習慣

　　每日應定時排便，建立良好的排便規律；排便的環境和姿勢要舒適，免得抑制便意、破壞排便習慣。

慣用瀉藥

　　對於便秘患兒，未經醫生的許可，不要輕易給孩子服用瀉藥和灌腸劑，以免造成不良反應或產生依賴。

寶寶飲食調理

注意飲食營養

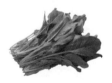

　　增加蔬菜、水果及富含膳食纖維食物的攝入，既能促進胃腸蠕動，又能補充營養。

多喝水

　　大量攝取水分有助於軟化糞便，並起到潤滑腸道的作用。無論是白開水還是果汁，每天應保證攝入 6 ～ 8 杯的量以防治便秘。

忌食過於精細的食物

　　太精細的食物進入人體後，缺乏殘渣，對結腸運動的刺激較少，不利於糞便的排出。

厭食——好發於嬰幼兒期、兒童期

　　厭食是指較長時期食慾減退或消失。造成厭食有多種原因，如傳染病（肝炎）、消化道炎症（腸炎）、消化功能紊亂症（消化不良、便秘）、精神因素等，均可引起厭食。但不良飲食習慣是引起厭食的主要原因。

寶寶中招了嗎？

　　小兒厭食症是指小兒以長期食慾減退或食慾缺乏為主的症狀，是一種慢性消化性功能紊亂綜合徵，常見於 1 ～ 6 歲的小兒。如不及時調整，容易導致寶寶營養不良、發育遲緩、貧血、佝僂病及免疫力低下等，嚴重者還會影響小兒身體生長和智力發育。

國醫大師支招

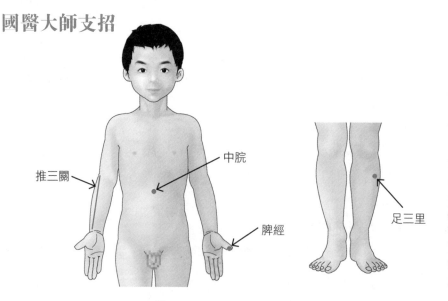

補脾經 100 次

【脾經位置】位於拇指橈側緣或拇指末節螺紋面。

【操作方法】用拇指指端著力於拇指螺紋面上，旋推反覆操作 100 次。

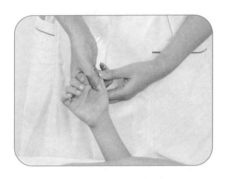

推三關 100 次

【三關位置】位於前臂橈側，陽池至曲池，成一直線。

【操作方法】用食指、中指二指從腕關節向肘關節直推，反覆操作 100 次。

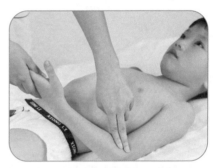

揉中脘 5 分鐘

【中脘位置】位於上腹部，前正中線上，當臍中上 4 寸。

【操作方法】患兒仰臥，以拇指螺紋面緊貼穴位做順時針方向旋轉揉動操作 5 分鐘，手法宜輕柔。

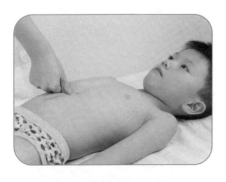

按揉足三里 1～2 分鐘

【足三里位置】位於小腿前外側，當犢鼻下 3 寸，距脛骨前緣一橫指（中指）。

【操作方法】患兒仰臥，用拇指螺紋面緊貼穴位上，稍用力旋轉按摩 1～2 分鐘。

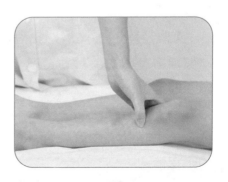

隨證加減

腸炎者	清大腸 100 次。
消化不良者	補大腸 100 次。

送給媽媽們的 TIPS

創造愉快的進餐環境

提供造型可愛、色彩鮮豔的餐具和餐椅，讓寶寶坐在餐桌前與大人一同進餐，慢慢培養孩子自己吃飯的能力。

加強體育鍛鍊

適當增加小兒的活動量，促使胃腸蠕動加快，消化液分泌增加，使胃腸道消化和吸收功能增強，從而增強食慾。

定時檢查

帶患兒到正規醫院的兒科進行全面細緻檢查，排除可能導致厭食的慢性疾病，排除缺鐵、缺鋅等微量元素缺乏的致病因素。

寶寶飲食調理

多種食物搭配

遵循營養均衡的膳食原則，在飲食結構上採用葷素搭配、米麵搭配、顏色搭配的方法。

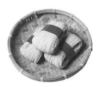

合理餵養

4 個月內的嬰兒最好採用純母乳餵養，之後再按月齡合理添加輔食，切勿操之過急。

忌強迫進食

孩子只有在饑餓時才會有食慾，因此家長不必強迫孩子進食，更不應動不動就責罵孩子，以免引起逆反心理，加劇孩子的厭食情緒。

疳積——好發於嬰幼兒期、兒童期

疳積俗稱「奶癆」，或稱營養不良症。多因飲食不節，或過食生冷及堅硬等物，損傷脾胃，以致飲食停滯中脘不消所致。形體乾枯消瘦，以纏綿難癒為主症。

疳積是由於餵養不當，或其他疾病的影響，致使脾胃功能受損，氣液耗傷而逐漸形成的慢性營養障礙性疾病。本病發病無明顯季節性，常見於 1 ～ 5 歲的兒童。

寶寶中招了嗎？

臨床以形體消瘦、疲乏無力、飲食異常、面黃髮枯、精神萎靡或煩躁不安等為主要表現，嚴重者可影響智力發育。

國醫大師支招

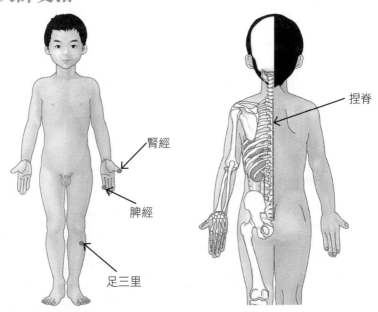

腎經

脾經

足三里

捏脊

補脾經 100 ～ 300 次

【脾經位置】位於拇指橈側緣或拇指末節螺紋面。

【操作方法】用拇指螺紋面緊貼穴位，做順時針方向旋轉揉 100 ～ 300 次。

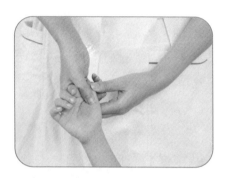

補腎經 100 ～ 300 次

【腎經位置】位於小指末節的螺紋面。

【操作方法】用拇指橈側，從指尖向指根方向直推，反覆操作 100 ～ 300 次。

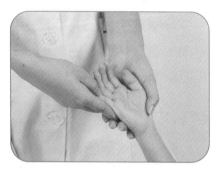

按揉足三里 1 ～ 2 分鐘

【足三里位置】位於小腿前外側，當犢鼻下 3 寸，距脛骨前緣一橫指（中指）。

【操作方法】用拇指螺紋面緊貼穴位上，稍用力旋轉按揉，反覆操作 1 分鐘。

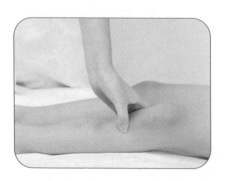

捏脊 5 ～ 7 次

【脊柱的位置】位於大椎至龜尾之間，成一直線。

【操作方法】用拇指、食指、中指捏拿皮膚，從骶尾部捏拿向上直到頸部，捏 3 次重捏 1 次。

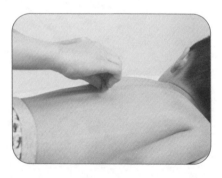

隨證加減

初起時	揉板門 100 次。
後期	清肝經 100 次。

送給媽媽們的 TIPS

推拿

　　按摩推拿是治療小兒疳積的重要手段。按摩時注意手法要輕柔，可在小兒的皮膚上塗抹潤膚油，以減輕皮膚的不適感。

積極治療

　　必要時應中西醫結合治療，特別是對原發病、消耗性疾病的治療。

寶寶飲食調理

適時添加輔食

　　嬰兒期最好選擇母乳餵養，及時增添輔食，應該遵循先稀後乾、先素後葷、先少後多、先軟後硬的原則。

飲食易消化

　　多樣化飲食，多吃魚、肉、蛋等高蛋白食物，注意加工爛熟，以便消化吸收。

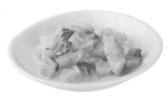

忌不良飲食習慣

　　不良的飲食習慣，如飲食偏嗜、過食肥甘滋補、貪吃零食、饑飽無常等，是造成小兒疳積的主要原因。

忌食生冷刺激的食物

　　忌食一切辛辣、炙烤、油炸、爆炒之品；忌食生冷瓜果、性寒滋膩等損害脾胃、難以消化的食物。

腹痛──好發於嬰幼兒期、兒童期

腹痛發病原因多樣，類型各異，需明確診斷後治療。可用推拿等方式緩解病症。腹部疼痛是小兒臨床上常見的一種病症，病因複雜，牽涉範圍廣泛。

本文主要介紹因受寒冷轉結腸間及傷乳傷食停滯，氣機不通暢或由寄生蟲（蛔蟲）積於腹中引起的腹痛。

寶寶中招了嗎？

家長可以適當地掌握怎樣檢查孩子腹部體徵的方法。

一般的方法是：家長讓孩子仰面躺在床上，下肢屈曲。家長一邊與孩子交談，一邊用溫暖的手指平貼在孩子的腹壁上，手指輕彎曲，感受孩子腹壁肌肉的緊張度。如果腹壁柔軟無抵觸感，則一般病變較輕或者是功能性病變；如果腹壁硬或者孩子不讓撫摩腹部或者全腹疼痛，則大多是器質性病變。

國醫大師支招

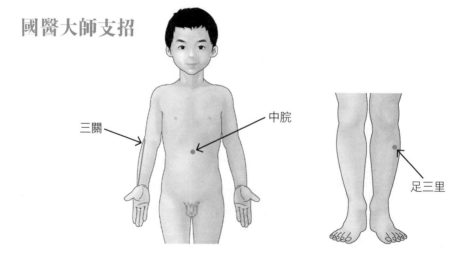

三關

中脘

足三里

推三關 100 ～ 200 次

【三關位置】位於前臂橈側，陽池至曲池，成一直線。

【操作方法】用拇指螺紋面橈側或食指、中指二指螺紋面，從腕關節向肘關節直推，反覆操作 100 ～ 200 次。

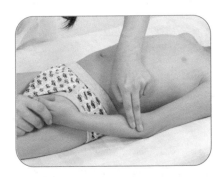

按揉足三里 1 ～ 2 分鐘

【足三里位置】位於小腿前外側，當犢鼻下 3 寸，距脛骨前緣一橫指（中指）。

【操作方法】用拇指螺紋面貼穴位上，稍用力旋轉按揉，反覆操作 1 ～ 2 分鐘。

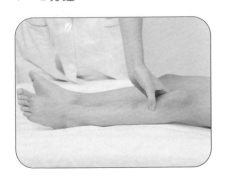

摩腹 5 分鐘

【腹位置】在腹部。

【操作方法】患兒仰臥，用四指螺紋面貼腹部，做順時針方向旋轉，反覆操作 5 分鐘。

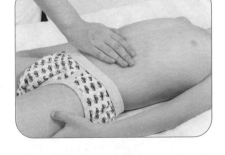

摩中脘 5 分鐘

【中脘位置】位於上腹部，前正中線上，當臍中上 4 寸。

【操作方法】用掌根輕輕貼在穴位上做順時針方向旋轉摩動，反覆操作 5 分鐘。

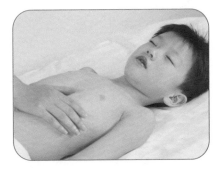

隨證加減

傷乳、傷食腹痛	清脾經，摩中府，按揉足三里。
蟲積腹痛	揉外勞宮，揉一窩風，揉臍。

送給媽媽們的 TIPS

推拿

　　腹痛一症臨床最為常見，病因較為複雜。根據具體情況，可以推拿保健治療，多能迅速止痛。

推拿配合藥物

　　蟲積腹痛，推拿只能安蟲止痛，而治其標，必須配合藥物治療以求治根。

鑒別診斷

　　對器質性病變引起的腹痛，應注意鑒別診斷，以免延誤診治。

寶寶飲食調理

　　對於新換種類或者剛開始喝的乳製品，有可能發生過敏，常表現為腹痛後發生腹瀉。這樣的話，家長就應當換回原來牌子的乳製品，或者用較少過敏的乳製品。

　　小嬰兒不要喝純牛奶。一般而言，不要時常給孩子更換乳製品的品牌，一來孩子可能會因為口味不適應而導致不喝奶，二來有可能發生過敏。

流涎──好發於嬰幼兒期

小兒流涎俗稱「流口水」，多見於6個月至1歲半的小兒，其原因有生理性和病理性兩種。小兒初生時唾液腺尚未發育好，會有流涎。

病理因素常見於口腔和咽部黏膜炎症、面神經麻痺、腦炎後遺症等，吞嚥不利也可導致流涎。推拿相關穴位，可益氣攝涎，緩解小兒流涎。

寶寶中招了嗎？

媽媽可以觀察寶寶的口水以及二便的情況來判斷寶寶是否流涎，口水清澈、色白不稠，大便不實，小便清長，舌質胖嫩，舌苔薄白是小兒流涎的主要症狀。

國醫大師支招

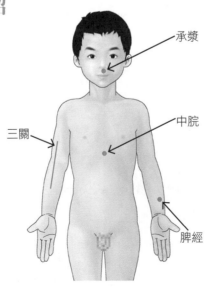

分推中脘 30 ～ 50 次

【中脘位置】位於上腹部,前正中線上,當臍上 4 寸。

【操作方法】用拇指指腹自中脘穴向臍兩旁分推 30 ～ 50 次,以有酸脹感為宜。

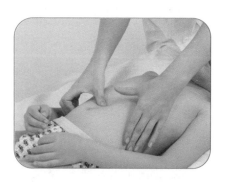

補脾經 100 次

【脾經位置】位於拇指末節螺紋面。

【操作方法】用拇指指腹,從患兒拇指指尖橈側面向指根方向直推 100 次。

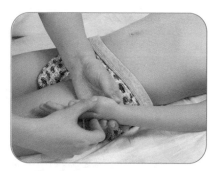

推三關 100 次

【三關位置】位於前臂橈側,陽池至曲池,成一直線。

【操作方法】將食指、中指併攏,用指腹自腕推向肘 100 次。

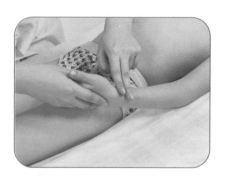

按揉承漿 1 分鐘

【承漿的位置】位於面部,當頦唇溝的正中凹陷處。

【操作方法】用拇指或中指指腹按揉承漿穴 1 分鐘,以局部皮膚潮紅為度。

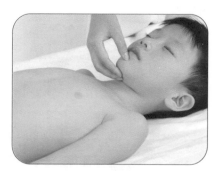

隨證加減

脾氣虛寒	揉外勞宮，揉小天心。
脾經蘊熱	退六腑，清天河水。

送給媽媽們的 TIPS

及時清理口水

　　孩子的口水會不定時流出，家長要及時擦拭。擦拭的毛巾最好是棉質的，動作要輕柔，以免弄疼了孩子柔嫩的皮膚。

鍛鍊孩子的吞嚥能力

　　在孩子長牙以後，要想方設法提高孩子的咀嚼能力，比如給孩子吃磨牙棒、雞蛋餅等固體食物。

寶寶飲食調理

宜清淡

　　飲食宜清淡。宜多食各種新鮮水果、蔬菜，食物中注意糖、脂肪、蛋白質的比例。

宜補營養素

　　注意補充維生素、礦物質等身體必需營養素。

忌刺激性食物

　　禁食刺激性食物，如辣椒、芥末、胡椒、濃茶、咖啡、可可等食品或飲料。

口瘡——好發於兒童期

　　小兒口瘡是因小兒口腔不衛生或飲食不當，或因身體原因造成的舌尖或口腔黏膜發炎、潰爛，導致小兒進食不暢的疾病。

　　常見症狀有：在口腔內唇、舌、頰黏膜、牙齦、硬顎等處出現白色或淡黃色大小不等的潰爛點。

寶寶中招了嗎？

　　作息不規律或者吃煎炸油膩的食物過多，很容易長口瘡，吃東西碰到就很疼。長口瘡是很心煩的事情，孩子長口瘡就更易煩躁不安。孩子患感冒時，口腔不清潔，口黏膜乾燥，也可引起口瘡。營養不良的孩子口瘡發病率較高。

國醫大師支招

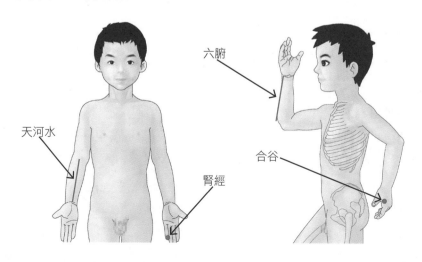

六腑

天河水

腎經

合谷

按揉腎經 100 ～ 200 次

【腎經位置】位於小指末節的螺紋面。

【操作方法】用拇指指腹按揉腎經100 ～ 200 次，以局部有酸脹感為度。

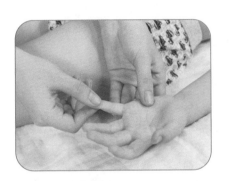

退六腑 2 ～ 3 分鐘

【六腑位置】位於前臂靠小拇指的外側，肘部至陰池成一條線處。

【操作方法】將中指、食指併攏，用手指指腹自肘部推向腕部，操作2 ～ 3 分鐘，以局部皮膚潮紅、發熱為度。

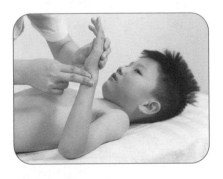

推擦天河水 2 ～ 3 分鐘

【天河水位置】位於前臂正中，自腕至肘，成一直線。

【操作方法】將食指、中指併攏，用指腹自腕部推向肘部，推擦天河水 2 ～ 3 分鐘，以局部皮膚潮紅、發熱為度。

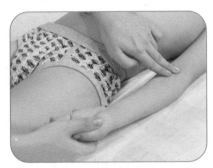

點揉合谷 1 ～ 2 分鐘

【合谷位置】位於手背，第一二掌骨間，當第二掌骨橈側的中點處。

【操作方法】用拇指指腹點揉合谷1 ～ 2 分鐘，以局部有酸脹感為度。

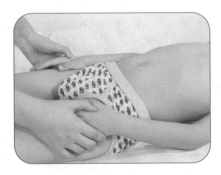

隨證加減

突發潰瘍	揉三陰交。
潰瘍反覆發作	揉四橫紋，捏脊，揉腹，清天柱骨，推七節骨。

送給媽媽們的 TIPS

保持口腔衛生

可以用淡鹽水給寶寶漱口，注意不要過鹹，以入口微鹹為宜，以免過度刺激潰瘍處而產生劇烈疼痛。

減少對口腔黏膜的刺激和摩擦

避免讓孩子食用酸、辣或鹹的食物，可適當讓孩子吃些流食，避免長時間咀嚼而使食物摩擦到潰瘍面，引起疼痛。

寶寶飲食調理

宜清淡

飲食宜清淡，不要給孩子吃過熱、過硬及刺激性的食物，注意給孩子飲水，這樣有利於將病菌排出體外。

綠豆湯

準備綠豆 100 克，小米 50 克，白糖適量。鍋中注入約 450 毫升清水燒熱，放入洗好的小米和綠豆，拌勻。蓋好蓋，煮沸後用小火續煮 50 分鐘，至食材熟軟、熟透。揭蓋，撒上白糖，拌煮至白糖溶化。每日 1 劑。

牙痛——好發於兒童期、青少年期

　　小兒牙痛是指小兒牙齒因內因或外界因素而引起的疼痛，痛時往往伴有不同程度的牙齦腫脹。一般來說，牙痛和齲齒有很大關係，因此父母應注意小兒的牙齒清潔衛生。中醫認為，牙痛與胃火上蒸或虛火上炎有關。

寶寶中招了嗎？

　　小兒牙痛以牙痛為主，伴有牙齦腫脹，咀嚼困難，口渴口臭，或時痛時止，遇冷熱刺激痛，面頰部腫脹等症狀。牙齦鮮紅或紫紅、腫脹、鬆軟，有時齦緣有糜爛或肉芽組織增生外翻，刷牙或吃東西時牙齦易出血。

國醫大師支招

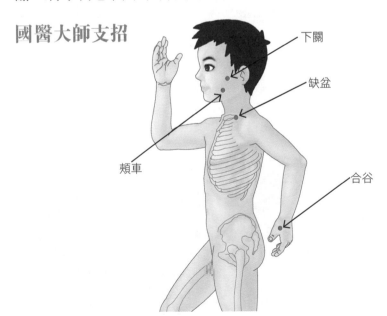

下關

缺盆

頰車

合谷

按揉合谷1～3分鐘

【合谷位置】位於手背，第一、二掌骨間，當第二掌骨橈側的中點處。

【操作方法】用拇指指腹順時針按揉合谷穴1～3分鐘，以局部有酸脹感為度。

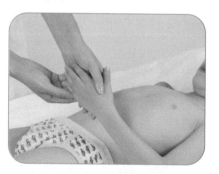

點按頰車1～2分鐘

【頰車位置】位於面頰部，下頜角前上方約一橫指（中指），當咀嚼時咬肌隆起，按之凹陷處。

【操作方法】用食指和中指指腹點按頰車穴1～2分鐘，以局部有酸脹感為度。

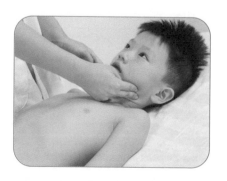

按壓缺盆1分鐘

【缺盆位置】位於鎖骨上窩中央，距前正中線4寸。

【操作方法】用雙手中指指腹按壓兩側缺盆穴1分鐘，以局部有酸脹感為度。

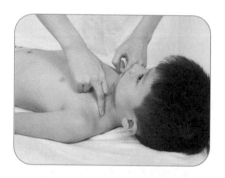

點按下關1～2分鐘

【下關位置】位於面部耳前方，當顴弓與下頜切跡所形成的凹陷中。

【操作方法】將食指、中指併攏，用指腹點按下關穴1～2分鐘，以局部有酸脹感為度。

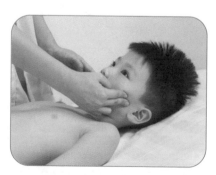

隨證加減

胃火牙痛型	清胃經。
虛火牙痛型	補腎經。

送給媽媽們的 TIPS

注意口腔衛生

　　幼兒 3 歲後就應該開始學習刷牙，家長要用心引導孩子保持口腔衛生，讓孩子養成早晚刷牙、飯後漱口的習慣。

積極治療發病

　　牙痛發生的原因很多，應針對不同的原發病進行治療，以免耽誤孩子出牙。

寶寶飲食調理

蓮子心飲

　　蓮子心 6 克，冰糖 10 克。鍋中放入適量的清水，加入蓮子心，先用大火煮沸，然後加入冰糖，續煮至冰糖完全溶化。待稍微冷卻後，頻頻飲用即可，每日 1 劑，1 個星期為 1 個療程。

枸杞牛膝煮綠豆

　　水發綠豆 200 克，牛膝、枸杞少許。砂鍋注水燒開，倒入牛膝、綠豆，蓋上鍋蓋，大火煮 30 分鐘至析出有效成分。揭開鍋蓋，倒入枸杞，大火續煮 20 分鐘，攪拌片刻即可。每日 1 劑。

脫肛──好發於嬰幼兒期、兒童期

脫肛，或稱肛門直腸脫垂，是指肛管、直腸向外翻出而脫垂於肛外。脫肛有輕重之分，輕者僅有部分脫出，為直腸黏膜脫出；重者可完全脫出，脫出物包括直腸各層。

寶寶中招了嗎？

1. 脫出

這是肛門直腸脫垂的主要症狀，初期排便時直腸黏膜脫出，便後自行復位；隨著病情的進展，身體抵抗力逐漸減弱，日久失治，直腸全層或部分乙狀結腸突出，甚至咳嗽、負重、行走、下蹲時也會脫出，而且不易復位，需要用手推回或臥床休息後，方能復位。

2.出血

一般無出血症狀，偶爾大便乾燥時，擦傷黏膜有滴血，糞便帶血或手紙擦拭時有血，但出血量較少。

3.濕潤

部分患者由於肛門括約肌鬆弛，收縮無力，常有黏液自肛內溢出，以致有濕潤感。或因其脫出，沒有及時復位，直腸黏膜充血、水腫或糜爛，黏液刺激肛周皮膚而導致瘙癢。

4.墜脹

　　由於黏膜下脫，導致直腸或結腸套疊，壓迫肛門部，產生墜脹，有的還覺得股部和腰骶部痛脹。

國醫大師支招

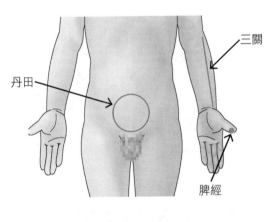

丹田　　　　　　三關

脾經

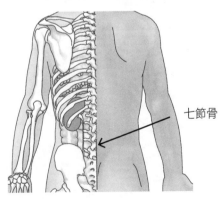

七節骨

補脾經 100 ～ 200 次

【脾經位置】位於拇指橈側緣或拇指末節螺紋面。

【操作方法】用拇指螺紋面緊貼穴位，做順時針方向旋轉揉動 100 ～ 200 次。

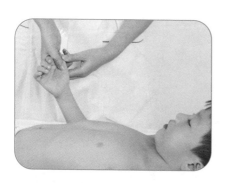

推三關 100 次

【三關位置】位於前臂橈側，陽池至曲池，成一直線。

【操作方法】用拇指橈側或食、中二指，從腕關節向肘關節直推，反覆操作 100 次。

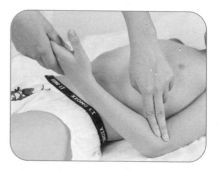

揉丹田 5 分鐘

【丹田位置】臍下整個小腹部。

【操作方法】患兒仰臥，用掌根貼小腹部，做順時針方向旋轉揉動，反覆操作 5 分鐘。

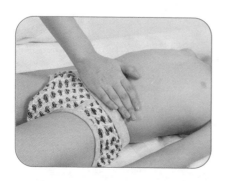

推上七節骨 100 次

【七節骨位置】位於腰骶正中，第四腰椎至尾骶骨處。

【操作方法】用食、中指二指指腹，由尾骶椎骨端向腰椎直推，反覆操作 100 次。

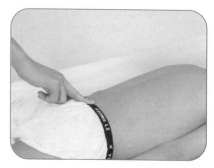

隨證加減

虛證	補脾經，推三關，揉丹田，揉龜尾。
實證	清大腸經，清天河水，揉龜尾，推下七節骨。

送給媽媽們的 TIPS

飲食

實證者可多食香蕉，用菊花茶、鮮蘆根、玉米鬚等煎水代茶。

中藥

虛證者加服中藥，黃耆 12 克，太子參 12 克，紅棗 10 枚，淮山藥 12 克，煎水一天服完。

推拿

推拿 10 次左右，症狀可逐漸好轉，脫肛次數減少或痊癒。

寶寶飲食調理

忌刺激性食物

脫肛者飲食忌辣椒、蒜、花椒、烈性酒等刺激性食物。

忌肥甘厚味

脫肛者飲食忌肥甘厚味之品，如肥肉、多油湯類、糯米飯、糍粑等黏滯難消化食物。

忌粗食

久瀉者忌蜂蜜、蔥、蒜、豆類、馬鈴薯、蘿蔔、芹菜、韭菜等質粗通便食品。

夜啼──好發於新生兒期、嬰幼兒期

本病多見於半歲以內的嬰幼兒。啼哭是嬰兒一種本能性反應，因為在嬰兒時期尚沒有語言表達能力，「哭」就是表達要求或痛苦的一種方式。

如饑餓、口渴、衣著過冷或過熱、尿布潮濕、臀部腋下皮膚糜爛、濕疹作癢，或蟲咬等原因，或養成愛抱的習慣，均可引起患兒哭鬧。這種哭鬧是正常的本能性反映。

寶寶中招了嗎？

患兒多在夜間啼哭不止，白天正常。或陣陣啼哭，或通宵達旦，哭後仍能入睡；或伴見面赤唇紅，或陣發腹痛，或腹脹嘔吐，或時驚恐，聲音嘶啞等。一般持續時間，少則數日，多則經月，過則自止。

國醫大師支招

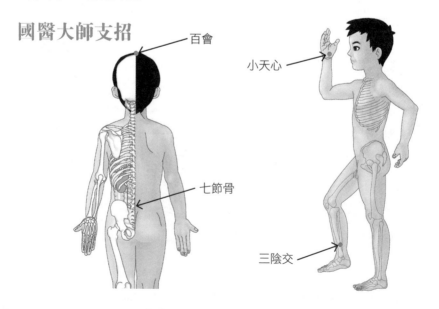

百會

小天心

七節骨

三陰交

按揉三陰交 1～3 分鐘

【三陰交位置】位於小腿內側，足內踝尖上 3 寸，脛骨內側緣後方。

【操作方法】用拇指指端貼穴位上，稍用力旋轉按揉，反覆操作 1～3 分鐘。

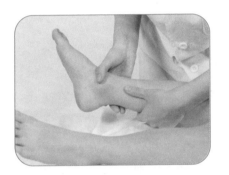

推七節骨 100 次

【七節骨位置】位於腰骶正中，第四腰椎至尾骶骨處。

【操作方法】患兒俯臥，用食、中二指指腹沿七節骨穴位置來回上、下推 100 次。

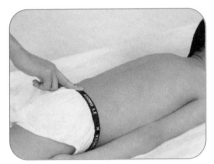

按揉百會 10～20 次

【百會位置】位於頭部，當前髮際正中直上 5 寸，或兩耳尖連線的中點處。

【操作方法】用拇指指端螺紋面貼穴位上，稍用力旋轉按揉，反覆操作 10～20 次。

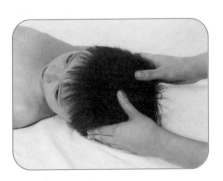

揉小天心 1～3 分鐘

【小天心位置】位於大小魚際交界處凹陷中，內勞宮之上，總筋之下。

【操作方法】用拇指端螺紋面，緊貼穴位上，做順時針方向旋轉揉動，反覆操作 1～3 分鐘。

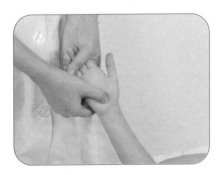

隨證加減

脾寒者	補脾經，揉外勞宮，推上三關，摩腹，按揉脾俞、足三里。
心火盛者	清小腸經，清天河水，退下六腑。

送給媽媽們的 TIPS

哭是嬰幼兒在不會言語之前表達要求和感覺的方式，當感受到饑餓、寒冷、悶熱、疼痛等感覺時，嬰幼兒都會以哭的形式求助於父母。哭能運動全身的肌肉，促進肺臟和呼吸肌的發育，增大肺活量，適當的哭是有利於嬰幼兒的健康的。按小兒一般的生活規律，白天哭的次數比晚上要多，但有的小兒夜間啼哭，而白天睡覺，民間稱這種小兒為「夜啼郎」。「夜啼郎」為什麼夜間啼哭呢？主要原因是出生後的小兒對周圍的環境尚不適應，將晝夜顛倒了。做父母的平時不注意培養小兒的正常生活習慣，見小兒白天睡覺，就不按時餵奶，餵奶的次數減少則尿量也少。

寶寶飲食調理

小兒如果白天睡得過多，夜裏就很精神，不願意再睡，無人理睬就會哭鬧不停，出現日夜顛倒。其他原因如小兒饑餓、口渴、冷、熱、尿布濕了、衣著不適、周圍環境嘈雜也會引起孩子夜啼。生理性夜啼的特點是哭聲響亮，哭鬧間歇時精神狀態和面色均正常，食慾良好，吸吮有力，發育正常，無發熱等。只要家長滿足了嬰兒的需求，或解除了不良刺激後，哭鬧即止，孩子便會安然入睡。

遺尿——好發於嬰幼兒期

遺尿症又稱非器質性遺尿症或功能性遺尿症，通常是指兒童 5 歲後仍不自主地排尿而尿濕了褲子或床鋪，但無明顯的器質性病因。遺尿症有兩種分類的方法：

第一種分類是根據遺尿發生的時間而定，當兒童遺尿發生在睡眠中（包括夜間睡眠和午睡），但白天能控制排尿，而且膀胱功能正常，則稱為單一症狀的夜間遺尿；而當小兒白天清醒時有遺尿，但無神經系統的病變諸如脊柱裂、脊柱損傷等，則稱為白日遺尿。第二種分類法將其分為原發性和繼發性遺尿，原發性遺尿是指小兒從小至就診時一直有遺尿，而繼發性遺尿是指小兒曾經停止遺尿至少 6 個月，以後又發生遺尿。

寶寶中招了嗎？

據報導，原發性遺尿占大多數，其中尤以夜間遺尿最常見，以男孩多見，夜間遺尿者約有半數每晚尿床，甚至每晚遺尿 2 ～ 3 次，白天過度活動、興奮、疲勞或軀體疾病後往往遺尿次數增多，日間遺尿較少見。遺尿患兒常常伴夜驚、夢遊、多動或其他行為障礙。

國醫大師支招

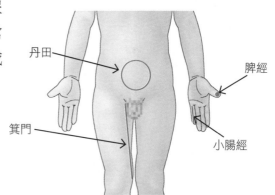

丹田

脾經

箕門

小腸經

補脾經 100 ～ 300 次

【脾經位置】位於拇指橈側緣或拇指末節螺紋面。

【操作方法】用拇指緊貼穴位，做旋推或將拇指屈曲，循拇指橈側緣，向指根直推，反覆操作 100 ～ 300 次。

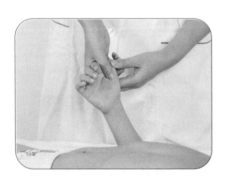

清小腸經 100 次

【箕門位置】位於大腿內側，膝蓋上緣至腹股溝成一直線。

【操作方法】用食、中二指端螺紋面貼穴位上，從膝蓋內上緣向腹股溝直推，反覆操作 100 次。

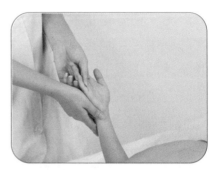

揉丹田 5 分鐘

【丹田位置】臍下整個腹部。

【操作方法】患者仰臥，用掌根貼小腹部，做順時針方向旋轉揉動，反覆操作 5 分鐘。

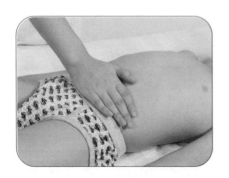

推箕門 1100 次

【箕門位置】位於大腿內側，膝蓋上緣至腹股溝成一直線。

【操作方法】用食、中二指端螺紋面貼穴位上，從膝蓋內上緣向腹股溝直推，反覆操作 100 次。

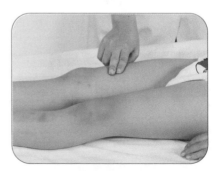

隨證加減

下元虛寒者	補腎經，推三關，揉腎俞，推八髎。
肺脾氣虛者	按百會，補脾經，補肺經，揉外勞宮，揉中脘。

送給媽媽們的 TIPS

規律作息

應從小為兒童建立良好的作息制度和衛生習慣，掌握夜間排尿規律，定時喚醒或使用鬧鐘，使兒童逐漸形成時間性的條件反射，並培養兒童生活自理能力。此外，應提供良好的生活環境，避免不良的環境刺激所造成的遺尿。當兒童面臨挫折和意外時，家長應善於疏導，幫助兒童消除心理緊張。當兒童出現遺尿後，不應責備或體罰，應尋找原因，對症治療。

訓練

在訓練兒童排尿時，要先讓其懂得感覺「尿意」後有排尿的意願，在尿濕後有不快的感覺。兒童的排尿訓練要與其發育水準相協調，指導父母注意兒童對排尿訓練的反應，如兒童拒絕，父母不要強制性地干預，應適當推遲訓練時間。

寶寶飲食調理

1. 以富有營養且易消化和吸收的食物為宜；
2. 平時注意多吃一些營養價值高的食物；
3. 每日晚飯後適當控制飲水量。

近視——好發於兒童期、青少年期

小兒近視屬於近視，是屈光不正的一種，和成人近視的特點有所不同。近視（近視眼）指眼睛在調節放鬆時，平行光線由眼的屈光系統屈折後點落在視網膜之前的一種屈光狀態。

小兒近視指發病為兒童時期，存在調節異常、進展性易受多因素干擾的特點。

寶寶中招了嗎？

按近視程度可分為輕度近視、中度近視、重度近視。按近視發生改變的結構可分為軸性近視和屈率性近視。按發病病程可分為初發性近視、進展期近視、惡性近視。按遺傳相關性可分為遺傳性近視和非遺傳性近視。按近視類別可分為單純性近視、近視散光、複性近視散光。按調節因素分為真性近視和假性近視。

國醫大師支招

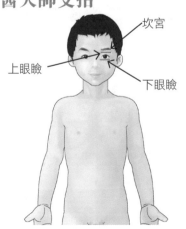
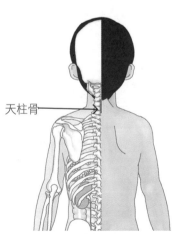

推坎宮 100 次

【坎宮位置】自眉心起沿眉向眉梢成一直線。

【操作方法】用雙手拇指自眉心向眉梢分推，反覆操作 100 次。

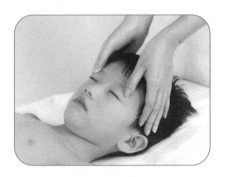

按揉天柱骨 100 次

【天柱骨位置】沿後髮際正中至大椎穴成一直線。

【操作方法】用拇指或食、中指指端腹面貼穴位上，自上向下按揉 100 次。

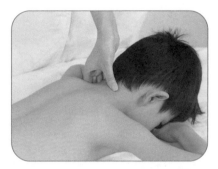

抹上眼瞼 50 次

【上眼瞼位置】在上眼眶下，從鼻根至眉梢整個上眼皮。

【操作方法】用雙手拇指橈側面自鼻根沿上眼眶分別向兩側眉梢抹，往返推抹 50 次。

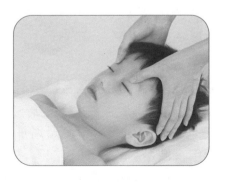

抹下眼瞼 50 次

【下眼瞼位置】在下眼眶上，從鼻根至眼外角整個下眼皮。

【操作方法】用雙手拇指橈側面自鼻根沿下眼眶分別向兩側眉梢推抹，反覆操作 50 次。

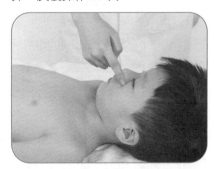

隨證加減

脾胃虛弱證	按揉脾俞、胃俞、三陰交各 1 分鐘，摩中脘 20 次。

送給媽媽們的 TIPS

看書

　　培養孩子正確的讀書、寫字姿勢，不要趴在桌子上或扭著身體。書本和眼睛應保持約 30 公分的距離，身體離課桌應保持一個拳頭（成人）的距離，手應離筆尖 3 公分遠。學校課桌椅應適合學生身材。

注意休息

　　看書、寫字時間不宜過久，持續 30 ～ 40 分鐘後要有 10 分鐘的休息。眼睛向遠處看，多看綠色植物，做眼保健操（現在的手持設備還有電腦的使用距離與讀書寫字差不多，所以也要注意使用時間）。

光線

　　寫字、讀書要有適當的光線，光線最好從左邊照射過來。不要在太暗或者太亮的光線下看書、寫字，減輕學生作業負擔，保證課間 10 分鐘休息，減輕視力疲勞。

寶寶飲食調理

食維生素

　　應多吃些含維生素較豐富的食物，如各種蔬菜及動物的肝臟、蛋黃等。胡蘿蔔含維生素 A，對眼睛有好處；多吃動物的肝臟可以治療夜盲。

食含鋅食物

　　近視患者普遍缺乏鉻和鋅，近視患者應多吃一些含鋅量高的食物。一些食物如黃豆、杏仁、紫菜、海帶、羊肉、黃魚、奶粉、茶葉、豬肉、牛肉、肝類等含鋅和鉻較多，可適量增加食用。補鋅最好服用蛋白鋅。少食用含糖量高的食物。

斜視──好發於新生兒期、兒童期、青少年期

斜視是指兩眼不能同時注視目標。屬眼外肌疾病，可分為共同性斜視和麻痺性斜視兩大類。

共同性斜視以眼位偏向顳側、眼球無運動障礙、無複視為主要臨床特徵；麻痺性斜視則有眼球運動受限、複視，並伴眩暈、噁心、步態不穩等全身症狀。

寶寶中招了嗎？

據調查發現，引發小兒斜視的原因很多，常見的原因包括長期近距離看書、先天性眼外肌發育不正常等。另外，外界因素的刺激，如驚嚇、外傷等，都有可能使孩子不穩定的雙眼單視力功能減弱或喪失，誘發斜視。斜視病因複雜，現代西醫學多針對病因採取手術治療，對病因不明者，尚無理想方法。

國醫大師支招

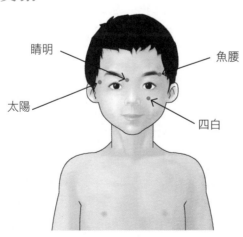

揉睛明 100 次

【睛明位置】位於面部，目內眥角稍上方凹陷處。

【操作方法】用拇指或食、中指端貼穴位上，做順時針方向揉動，反覆操作 100 次。

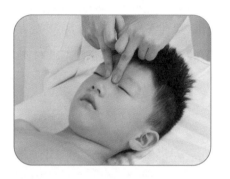

揉魚腰 100 次

【魚腰位置】位於額部，瞳孔直上，眉毛中。

【操作方法】用兩手拇指螺紋面貼穴位上，做旋轉按揉，反覆操作 100 次。

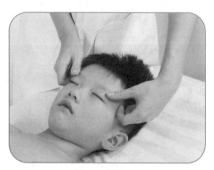

揉太陽 100 次

【太陽位置】位於顳部，當眉梢與目外眥之間，向後約一橫指的凹陷處。

【操作方法】用拇指分別貼於兩側穴位上，做旋轉按揉，反覆操作 100 次。

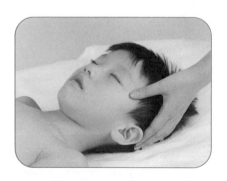

揉四白 100 次

【四白位置】位於面部，瞳孔直下，眶下孔凹陷處。

【操作方法】用拇指螺紋面分別貼於兩穴位上，做旋轉按揉，反覆操作 100 次。

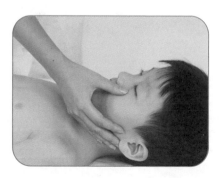

送給媽媽們的 TIPS

衛生

要經常注意孩子的眼部衛生或用眼衛生情況。如燈光照明要適當，不能太強或太弱，印刷圖片字跡要清晰，不要躺著看書，不可長時間看電視、電腦及打遊戲機，不看三維圖等。

檢查

對有斜視家族史的孩子，儘管外觀上沒有斜視，也要在2周歲時請眼科醫生檢查一下，看看有無遠視或散光。

發育

預防斜視要從嬰幼兒時期抓起，家長要注意仔細觀察孩子的眼睛發育和變化。

斷奶

嬰幼兒在發熱、出疹、斷奶時，家長應加強護理，並經常注意雙眼的協調功能，觀察眼位有無異常情況。

看電視

孩子看電視時，除注意保持一定距離外，不能讓孩子每次都坐在同一位置上，尤其是斜對電視的位置。應時常左中右交換座位，否則孩子看電視，眼球老往一個方向看，頭也會習慣性地向一側歪。時間久了，6條眼肌的發育和張力就不一樣，失去了原來調節平衡的作用，一側肌肉老是處於緊張狀態，另一側則鬆弛，就會造成斜視。

自汗──好發於嬰幼兒期

　　汗為心所藏，在內為血，發外則為汗，因汗為心液。所以人之氣血平則寧，偏則病。小兒氣血薄弱，膚腠未密，易虛易實，患此症更易。本症可分自汗與盜汗兩類。自汗屬陽，是指未服發表之藥，其汗自出；盜汗屬陰，睡則汗出，醒則汗止。因人臥則靜而為陰，醒則動而為陽，所以自汗屬陽，盜汗屬陰。因汗證有虛實之分，故分而述之。

寶寶中招了嗎？

　　自汗分表虛自汗與裏熱自汗。表虛自汗為自汗不止、惡寒怕風等。治則以固表止汗為主。

國醫大師支招

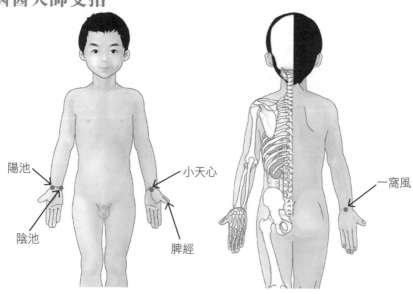

陽池

陰池

小天心

脾經

一窩風

分陰陽 100 次

【陰池、陽池位置】位於腕掌側橫紋處。近拇指端稱陽池，近小指端稱陰池。

【操作方法】以兩拇指橈側貼穴位上，向兩側推之，反覆操作 100 次。

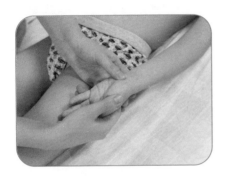

揉、搗、掐小天心

【小天心位置】位於大小魚際交界處凹陷中，內勞宮之上，總筋之下。

【操作方法】用拇指指端螺紋面貼穴位上，做揉、搗、掐小天心 50 次。

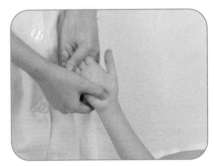

揉一窩風 100 次

【一窩風位置】位於手背，腕橫紋的正中凹陷處。

【操作方法】用拇指指端螺紋面貼穴位上，做左右平衡旋轉揉動 100 次。

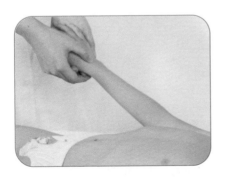

清補脾經 100 次

【脾經位置】位於拇指橈側緣或拇指末節螺紋面。

【操作方法】屈患兒拇指，向裏推為補脾經；直指向外推為清脾經，反覆操作 100 次。

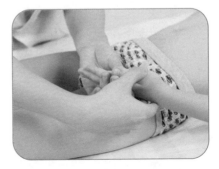

隨證加減

裏熱自寒	平肝經 100 次，清肺經 100 次，補脾經 100 次，補腎經 100 次。

送給媽媽們的 TIPS

鍛鍊

　　加強體育鍛鍊，注意勞逸結合，避免思慮過度，保持精神愉快，少食辛辣厚味。

避寒

　　自汗時，腠理空虛，易於感受外邪，當避風寒，以防感冒。

寶寶飲食調理

黃耆燉烏雞

　　黃耆 50 克，烏雞半隻。烏雞切塊加清水，加入黃耆，隔水燉熟，調味服食。補脾益氣、養陰益血，能補益肺氣而固表止汗。

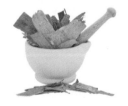

浮小麥飲

　　浮小麥 20 克，麥冬 8 克，紅棗 10 克，共煎湯飲用。養心斂汗，固表實衛。能益衛養陰而止汗。

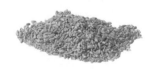

盜汗——好發於嬰幼兒期、兒童期

　　脾虛易感的小兒通常表現為生長發育較正常兒童差。並會出現自汗盜汗、夜啼、厭食、頭髮稀疏缺少光澤、面色蒼白或萎黃、大便不雕（乾燥或不成形）、倦怠乏力、手足不溫或手心熱、經常感冒、咳嗽等症狀。

寶寶中招了嗎？

　　舌質淡，苔薄或有剝脫苔，脈細無力。化驗檢查可有貧血，免疫球蛋白低下，微量元素缺乏。

　　對於脾虛易感兒，中醫多主張積極治療其本，即健脾補氣固本，以減少或杜絕呼吸道再感染的發生。常用的方法有健脾益氣、扶正固表、益氣養陰等。

國醫大師支招

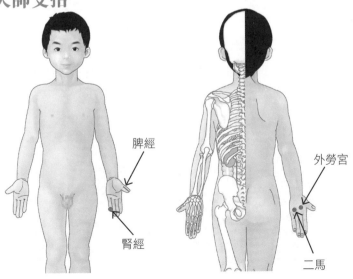

脾經

腎經

外勞宮

二馬

補脾經 100 次

【脾經位置】位於拇指橈側緣或拇指末節螺紋面。

【操作方法】用拇指指端螺紋面貼穴位上，屈患兒拇指，向裏推為補，反覆操作 100 次。

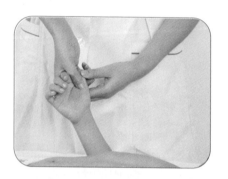

補腎經 100 次

【腎經位置】位於小指末節的螺紋面。

【操作方法】用一手托持住患兒指掌部，用另一手拇指螺紋面貼穴位上，由指端推向指根為補，反覆操作 100 次。

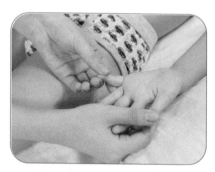

揉二馬 100 次

【二馬位置】位於手背無名指及小指關節凹陷處。

【操作方法】用拇指或中指端螺紋面貼穴位上，做左右平衡旋轉按揉，反覆操作 100 次。

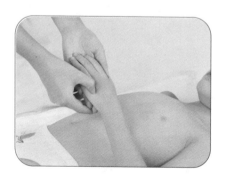

揉外勞宮 100 次

【外勞宮位置】位於掌背與內勞宮相對處。

【操作方法】用拇指指端螺紋面貼穴位上，做左右平衡旋轉按揉，反覆操作 100 次。

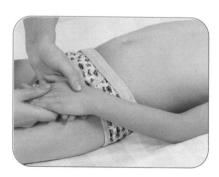

隨證加減

心虛盜汗	補脾經 100 次，補腎經 100 次，揉外勞宮 100 次。
心火盜汗	平肝經 100 次，清肺經 100 次，揉板門 100 ～ 300 次。

送給媽媽們的 TIPS

戶外運動

多接觸日光，包括戶外光線及反射的光線。可在戶外活動，不要隔著玻璃曬太陽。

補充維生素 D

早產兒、雙胞胎，經常腹瀉或有其他消化道疾病的小兒應注意加用維生素 D。

預防

寒冷的地區要按計劃地採取「夏天曬太陽，冬天吃（維生素）D 劑」的預防佝僂病措施。

寶寶飲食調理

加強營養

合理膳食，葷素搭配，粗細兼吃，糾正患兒的偏食、厭食習慣，以增強體質。

注意鍛鍊身體

如游泳、滑冰、球類、跑步等運動，可酌情安排。

避免接觸感染

不到人口稠密的公共場所去，室內不要吸菸，保持空氣流通。可用溫鹽水漱口。

食療方法

增強脾胃功能。如山藥胡蘿蔔粥：山藥去皮切片，胡蘿蔔切片，與白米放入鍋內加適量水同煮，早晚服食。

驚風——好發於嬰幼兒期

驚風又稱「驚厥」，俗名「抽風」，是小兒時期常見的一種急重病證，以臨床出現抽搐、昏迷為主要特徵。

任何季節均可能發生，一般以 1 ～ 5 歲的小兒為多見，年齡越小，發病率越高。中醫將驚風分為急驚風和慢驚風。急驚風病因以外感六淫、疫毒之邪為主，偶有暴受驚恐所致。慢驚風多見於大病久病之後，氣血陰陽俱傷。

寶寶中招了嗎？

小兒驚風主要表現為突然發病，出現高熱、神昏、驚厥、喉間痰鳴、兩眼上翻、凝視，或斜視，可持續幾秒至數分鐘。嚴重者可反覆發作甚至呈持續狀態而危及生命。

國醫大師支招

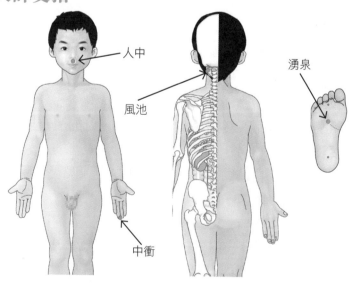

人中

風池

湧泉

中衝

叩掐人中 60 次

【人中位置】位於面部，當人中溝的上 1/3 與中 1/3 的交點處。

【操作方法】用拇指指尖以每秒 1 次的頻率有節奏地叩掐人中穴，操作 60 次，以局部有酸脹感為宜。

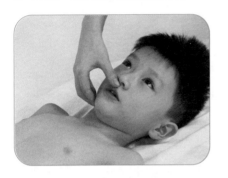

點壓中衝 60 次

【中衝位置】位於中指末節尖端中央。

【操作方法】用拇指指端點壓中衝穴 60 次，以局部有酸脹感為度。

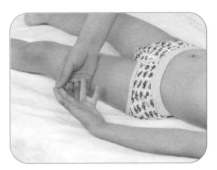

按揉湧泉 60 次

【湧泉位置】位於足底部，約當足底二、三趾趾縫紋頭端與足跟連線的前 1/3 與後 2/3 交點上。

【操作方法】用拇指指腹按揉湧泉穴 60 次，以局部有酸脹感為度。

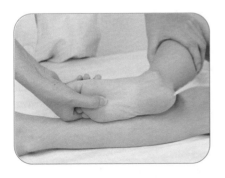

點打風池 30 次

【風池位置】位於項部，當枕骨之下，與風府相平，胸鎖乳突肌與斜方肌上端之間的凹陷處。

【操作方法】將食指、中指指腹對準風池穴點打，一打一提為 1 次，操作 30 次，力度由輕至重，以有酸脹感為度。

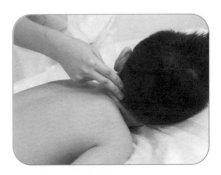

隨證加減

急驚風型	掐合谷，清天河水，按天柱，揉印堂，掐精寧，按小天心，推心經。

送給媽媽們的 TIPS

　　把孩子平放在床上，頭偏向一側，防止口腔分泌物或嘔吐物流入氣管內引起窒息。為孩子解鬆衣領褲帶，以免影響呼吸。不要將孩子緊抱在懷中，也不要搖晃呼喚孩子。在孩子肩頸部墊小毛巾或小枕頭，稍微抬高肩頸部，使頭輕微後仰，可以防止舌根後墜，以通暢氣道。去除口、鼻、咽部的分泌物或痰液。孩子牙關緊閉時不要強行撬開，以免損傷牙齒。驚厥停止後，應立即將小兒送往附近的醫院，做進一步檢查，及早查明原因，針對病因進行治療。宜就近求治。

寶寶飲食調理

及時補水

　　小兒驚風後要及時補充水分，多喝水或果汁，例如生石膏荸薺湯、苦瓜汁、西瓜汁等就很適合小兒發病後飲用。另外可以多飲用清熱止咳的飲品，如白蘿蔔汁、雪梨汁、鮮藕汁、荸薺汁等。

合理控制飲食

　　合理控制食物的質量與數量。若小兒脾胃功能薄弱，應多食用素食流質；若小兒病情好轉，可適當增加易吸收而富有營養的食品如豆漿、牛奶、雞蛋羹等。

暑熱症——好發於嬰幼兒期、兒童期

暑熱症，中醫稱為夏季熱，是嬰幼兒時期一種特有的季節性疾病，與氣溫升高、氣候炎熱關係密切，主要因外界環境溫度升高而導致小兒體溫上升。

本病多見於 6 個月至 3 歲的嬰幼兒，5 歲以上者少見。發病原因主要為小兒體弱，入夏後不能耐受暑熱氣候的薰蒸。

寶寶中招了嗎？

暑熱症的首要病症是發熱，還有口渴、多飲、多尿、少汗或汗閉等症狀。

發熱持續不退時可伴食慾減退、形體消瘦、面色少華、或伴倦怠乏力、煩躁不安，但很少發生驚厥。

國醫大師支招

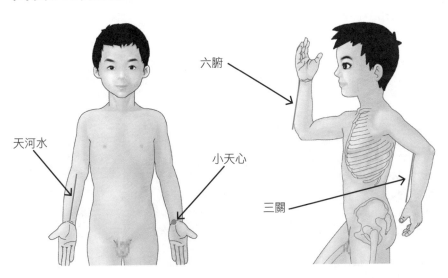

天河水

小天心

六腑

三關

清天河水 1～2 分鐘

【天河水位置】位於前臂正中，自腕至肘，成一直線。

【操作方法】將食指、中指併攏，用指腹自腕推向肘，反覆操作 1～2 分鐘，以局部皮膚潮紅為度。

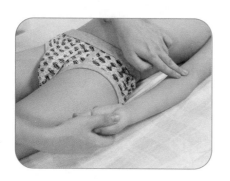

退六腑 100 次

【六腑位置】位於前臂尺側，陰池至肘，成一直線。

【操作方法】用拇指指腹自肘推向腕 100 次，以局部皮膚潮紅為度。

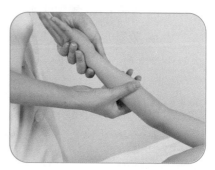

掐按小天心 3～5 次

【小天心位置】位於大小魚際交界處凹陷中，內勞宮之下，總筋之上。

【操作方法】用拇指指腹掐按小天心 3～5 次，以局部有酸脹感為度。

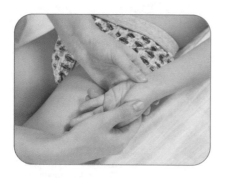

推三關 100～300 次

【三關位置】位於前臂橈側，陽池至曲池成一直線。

【操作方法】將食指、中指併攏，用指腹從手腕推向肘部，操作100～300 次。

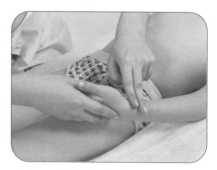

隨證加減

驚厥	掐人中。

送給媽媽們的 TIPS

衣物要透氣

為孩子準備比較透氣散熱的衣服，如可以選擇棉麻類型或者純棉布料的衣服。

設置適宜的房間溫度

天氣炎熱時可以採用開空調、放置冰塊等方法降低居室溫度，室溫宜保持在 26 ～ 28℃，同時要保持室內空氣流通。

適當食用消暑品

可以為 1 歲以上的孩子準備一些降火消暑的食物，如西瓜、綠豆湯等，但應注意讓孩子適量食用，以免引起其他病症。

寶寶飲食調理

忌大量飲水

孩子如果中暑，應該採取少量、多次飲水的方法，每次以不超過 300 毫升為宜。切忌狂飲不止。因為大量飲水不但會沖淡胃液，影響消化功能，還會引起反射性排汗亢進，造成體內的水分和鹽分大量流失，嚴重者可以促使熱痙攣的發生。

忌大量食用生冷瓜果

孩子大多屬於脾胃虛弱，如果吃大量生冷瓜果、寒性食物，會損傷脾胃陽氣，使脾胃運化無力，寒濕內滯，嚴重者則會出現腹瀉、腹痛等症狀。

濕疹──好發於嬰幼兒期、兒童期

小兒濕疹是一種變態反應性皮膚病，即平常說的過敏性皮膚病。發病主要是遺傳因素和環境因素的共同作用。其中遺傳因素發揮著重要作用，有過敏體質家族史的小兒更容易發生濕疹，主要是對食入物、吸入物或接觸物不耐受或過敏所致。一般發生於 2～6 個月的嬰兒。

寶寶中招了嗎？

患有濕疹的寶寶起初皮膚發紅，出現皮疹，繼之皮膚發糙、脫屑，撫摩孩子的皮膚如同觸摸砂紙一樣。遇熱、遇濕都可使濕疹加重。

國醫大師支招

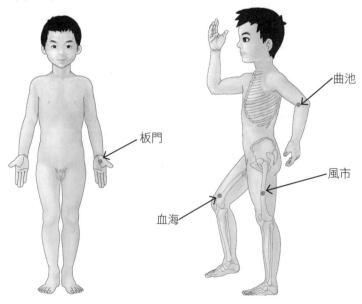

板門

曲池

風市

血海

按揉曲池 3 分鐘

【曲池位置】位於肘橫紋外側端，屈肘，當尺澤與肱骨外上髁連線的中點。

【操作方法】用拇指指腹按揉曲池穴 3 分鐘，以局部有酸脹感為度。

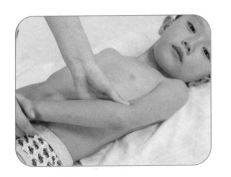

按揉板門 3 分鐘

【板門位置】位於手掌大魚際表面（雙手拇指近側，在手掌肌肉隆起處）。

【操作方法】用拇指指腹按揉板門穴 3 分鐘，以局部有酸脹感為度。

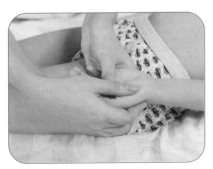

按揉風市 3 分鐘

【風市位置】位於大腿外側部的中線上，當膕橫紋上 7 寸，或直立垂手時，中指尖處。

【操作方法】用拇指指腹按揉風市穴 3 分鐘，以局部有酸脹感為度。

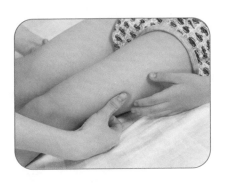

按揉血海 3 分鐘

【血海位置】屈膝，位於大腿內側，髕底內側端上 2 寸，當股四頭肌內側頭的隆起處。

【操作方法】用拇指指腹按揉血海穴 3 分鐘，以局部有酸脹感為度。

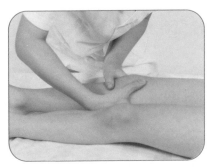

隨證加減

濕熱型	退六腑，按揉陰陵泉。

送給媽媽們的 TIPS

日常護理

　　給孩子洗澡時要注意控制水溫，以不超過40℃為宜，避免使用刺激性強的肥皂和沐浴液，時間最好不要超過10分鐘，洗完後立刻給孩子擦乾身體，塗上嬰幼兒用的保濕霜。

減少皮膚感染的機會

　　孩子瘙癢難忍時可能會控制不住去撓小紅疹，家長們要注意給孩子勤洗手、勤剪指甲。如果過敏原已知，那麼要儘量避免接觸；如果還沒有發現，家長們必須從能想到的地方入手查找，爭取早點發現過敏原。

寶寶飲食調理

注意防範過敏原

　　如果是母乳餵養，母親儘量避免吃容易引起過敏的食物，如海鮮。過敏體質的寶寶，不要餵食牛奶，也不要給他吃蛋黃、魚蝦類食物。

綠豆薏米湯

　　綠豆、薏米各30克，白糖適量。將綠豆、薏米洗淨備用，鍋中注入適量水，放入綠豆和薏米，大火烹煮，食材煮爛後加入白糖調味即可。

蕁麻疹——好發於兒童期

蕁麻疹俗稱「風疹塊」「風疙瘩」「風包」等，基本症狀為全身起紅色或蒼白色風團，發生、消退都較快，消退後無任何痕跡，起疹時伴隨瘙癢。蕁麻疹既可能是一種獨立的疾病，又可能是其他疾病的症狀。

中醫認為蕁麻疹為稟賦不耐，人體對某些物質過敏所致。可因衛外不固，風寒、風熱之邪客於肌表；或因腸胃濕熱鬱於肌膚；或因氣血不足，虛風內生而發病。

寶寶中招了嗎？

小兒蕁麻疹是變態反應所致皮膚病態反應性皮膚病，在接觸過敏原的時候，會在身體不特定的部位冒出一塊塊形狀、大小不一的紅色斑塊，這些產生斑塊的部位會出現發癢的情形，以風團、紅斑多見。

國醫大師支招

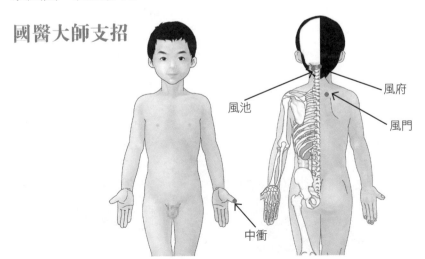

拿捏風池 2 ～ 3 分鐘

【風池位置】位於項部,當枕骨之下,與風府相平,胸鎖乳突肌與斜方肌上端之間的凹陷處。

【操作方法】將拇指、食指相對,拿捏風池穴 2 ～ 3 分鐘,以局部有酸脹感為度。

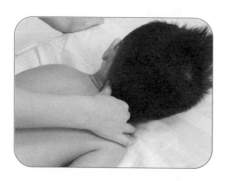

點揉風府 2 ～ 3 分鐘

【風府位置】位於項部,當後髮際正中直上 1 寸,枕外隆凸直下,兩側斜方肌之間凹陷中。

【操作方法】用拇指指腹點揉風府穴 2 ～ 3 分鐘,以局部有酸脹感為度。

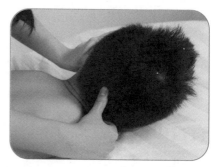

捏揉風門 5 ～ 10 次

【風門位置】位於背部,當第二胸椎棘突下,旁開 1.5 寸。

【操作方法】將拇指、食指相對,用指腹捏揉風門穴 5 ～ 10 次,以局部有酸痛感為度。

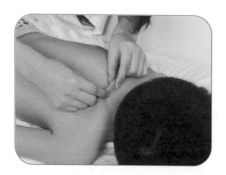

推按脾經 3 分鐘

【脾經位置】位於拇指橈側緣或拇指末節螺紋面。

【操作方法】用拇指指腹推按脾經 3 分鐘,以局部皮膚潮紅為度。

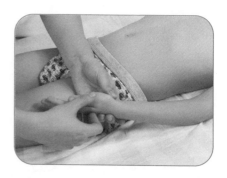

隨證加減

慢性腹瀉	按揉百會。

送給媽媽們的 TIPS

遠離過敏原

注意觀察引起孩子蕁麻疹的過敏原，避免再次接觸，停服、停用引起過敏的藥品和食物。家中要經常清掃，以防塵蟎。

設置適宜的房間溫度

天氣炎熱時可以採用開空調、放置冰塊等方法降低居室溫度，室溫宜保持在 26 ～ 28℃，同時要保持室內空氣流通。

適當食用消暑品

可以為 1 歲以上的孩子準備一些降火消暑的食物，如西瓜、綠豆湯等，但應注意讓孩子適量食用，以免引起其他病症。

寶寶飲食調理

歸耆風豬瘦肉湯

當歸 20 克，黃耆 20 克，防風 10 克，紅棗 15 克，豬瘦肉 60 克，鹽適量。將當歸、黃耆、防風、紅棗洗淨，用乾淨紗布包裹；豬瘦肉洗淨切片。將紗布包與瘦肉片放入鍋內，加適量水一起炖熟，加入鹽調味，飲湯食肉。

忌海鮮

主要指的是蝦、螃蟹、海魚等海洋水產品。這類食品大多鹹寒而腥，對於體質過敏者，易誘發過敏性疾病。

痱子──好發於嬰幼兒期、兒童期

夏季是痱子高發期，由於氣溫高、濕度大，出汗多又不容易蒸發，汗液瀦留於皮內，引起痱子。因小兒的新陳代謝旺盛，又活潑好動，容易出汗，皮膚細嫩，故極易發生痱子。

寶寶中招了嗎？

痱子多發生在頭皮、前額、頸部、胸部、腋窩、大腿根等處。皮膚先出現紅斑，繼而出現針尖大小的疹子或水疱，感到刺癢；痱毒起初是小米大小，漸漸形成玉米粒或杏核大小的膿包；膿包慢慢變軟，最後破潰，流出黃稠的膿液。

國醫大師支招

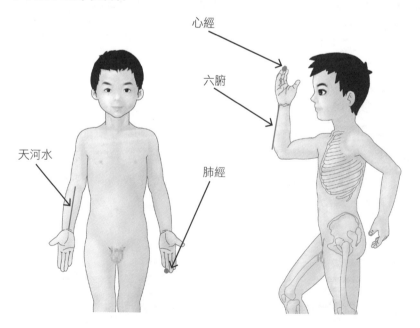

心經

六腑

天河水

肺經

清肺經 100 次

【肺經位置】位於無名指末節螺紋面。

【操作方法】用拇指指腹從患兒無名指指根往指尖處直推 100 次，以局部皮膚潮紅為度。

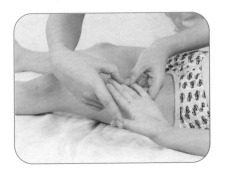

推心經 100 次

【心經位置】位於中指末節的螺紋面。

【操作方法】用拇指指腹從患兒中指指尖往指根處直推 100 次，以局部皮膚潮紅為度。

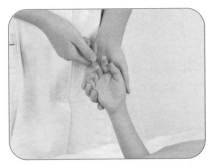

推天河水 100 次

【天河水位置】位於前臂正中，自腕至肘，成一直線。

【操作方法】用食指、中指指腹從患兒腕橫紋處推向肘橫紋處，推 100 次。

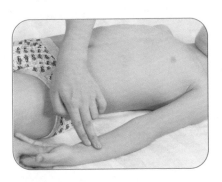

退六腑 100 次

【六腑位置】位於前臂外側，陰池至肘橫紋成一直線。

【操作方法】用食指、中指指腹從患兒肘橫紋處推向腕橫紋處，推 100 次。

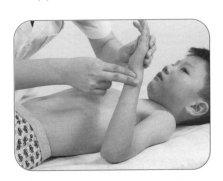

隨證加減

自汗	補脾經，揉百會。

送給媽媽們的 TIPS

保持身體清潔

夏季炎熱，孩子又易出汗，家長要給孩子勤洗澡換衣。不要用肥皂洗澡，可用嬰兒專用皂，不要對痱子區域猛烈擦拭。

保持皮膚乾燥

孩子出汗後，家長要及時給孩子擦拭身體。對於年齡較小的孩子，不要一直抱著，也不要讓孩子長時間或劇烈哭鬧，以減少出汗。

調節室內環境

夏季吹空調時，建議將空調溫度設置在 26℃上下，濕度要小於 60%。此外，要經常開窗透氣，讓新鮮的空氣環繞在孩子的周圍。

寶寶飲食調理

蜂蜜銀花茶

取蜂蜜、金銀花適量。將金銀花放入水中，煮開，然後將金銀花撈出不用，把水放涼，然後加入蜂蜜給孩子喝。金銀花具有清熱解毒的作用，對預防痱子很有效果。

綠豆海帶湯

取綠豆、海帶適量。將綠豆洗淨備用，把海帶洗淨切成絲，將兩種食材一同放入鍋中，加入水，開火，煮開，然後小火再煮一下即可食用。

疝氣──好發於嬰幼兒期、兒童期

疝氣是指人體內某個臟器或組織離開其正常解剖位置，由先天或後天形成的薄弱點、缺損或孔隙進入另一部位。

小兒疝氣主要包括先天性的腹股溝疝和臍疝兩種，一般由用力咳嗽、排便、排尿、哭鬧、劇烈運動等引起。

寶寶中招了嗎？

通常在小孩哭鬧、劇烈運動、大便乾結時，在腹股溝處會有一突起塊狀腫物，有時會延伸至陰囊或陰唇部位，在平躺或用手按壓時會自行消失。一旦疝塊發生嵌頓（疝氣包塊無法回納）則會出現腹痛、噁心、嘔吐、發熱、厭食或哭鬧。

國醫大師支招

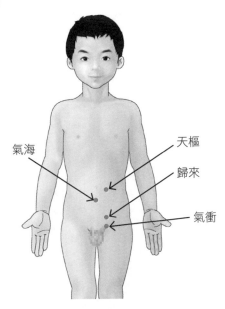

按壓天樞 1 分鐘

【天樞位置】位於腹中部,臍中旁開 2 寸。

【操作方法】用拇指指腹按壓天樞穴 1 分鐘,以局部有酸脹感為度。

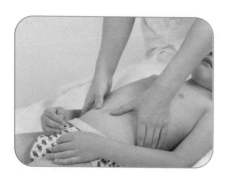

按壓氣海 1 分鐘

【氣海位置】位於下腹部,前正中線上,當臍中下 1.5 寸。

【操作方法】用拇指或食指、中指指腹按壓氣海 1 分鐘,以局部有酸脹感為度。

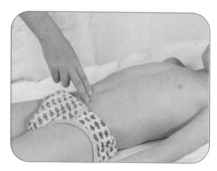

按壓氣衝 1 分鐘

【氣衝位置】位於腹股溝稍上方,當臍下 5 寸,距前正中線 2 寸。

【操作方法】用拇指指腹按壓氣衝 1 分鐘,以局部有酸脹感為度。

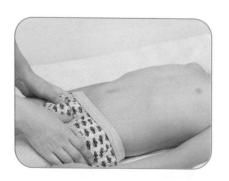

按壓歸來 1 分鐘

【歸來位置】位於下腹部,當臍中下 4 寸,距前正中線 2 寸。

【操作方法】用掌心按壓歸來 1 分鐘,以局部有酸脹感為度。

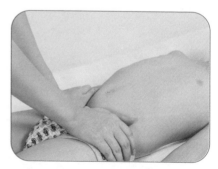

隨證加減

寒疝	推大椎，補肺經。

送給媽媽們的 TIPS

注意腹部保暖

　　不要讓孩子過早學站立或長時間站立，以免腸管下墜形成腹股溝疝。天氣變化時，家長應按需給孩子增減衣物，避免孩子著涼感冒。

合理飲食

　　多讓孩子吃易消化和含纖維素多的食品，以保持大便通暢。孩子大便乾燥時，應採取通便措施，不要讓孩子用力解大便。

寶寶飲食調理

宜清潤食物

　　要替患兒進補，必須選擇清潤又不太寒涼且破氣的食物，例如菠菜、馬鈴薯、紅蘿蔔、番茄、木耳、藕、青魚、鰱魚等食物。

忌易脹氣的食物

　　綠豆、白菜、黃豆芽、白蘿蔔、青蘿蔔等蔬菜，橙子、雪梨等水果，薯片、蝦條等油膩煎炸的食物，雞蛋、紅薯、花生、豆類等。

鼻炎──好發於兒童期

　　小兒鼻炎從發病的急緩及病程的長短來說，可分為急性鼻炎和慢性鼻炎。另外還有一種過敏性鼻炎，與外界環境有關。

寶寶中招了嗎？

　　慢性鼻炎以鼻寒、嗅覺失靈為特徵，慢性單純性鼻炎白天活動時鼻塞減輕，而夜間、靜坐時鼻塞加重；急性鼻炎起病時有輕度惡寒發熱，全身不適，鼻咽部灼熱感，鼻內發乾、發癢、打噴嚏，1～2日後漸有鼻塞，流大量清水樣鼻涕，嗅覺減退，頭痛；而過敏性鼻炎則為反覆發作性鼻癢，打噴嚏，流大量清涕，以及發作時鼻黏膜蒼白，呈季節性或常年性發作。

國醫大師支招

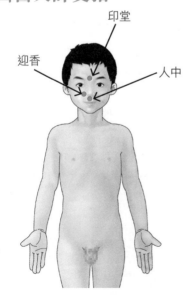

印堂

迎香

人中

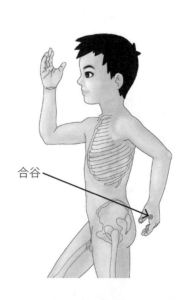

合谷

點按人中 1～3 分鐘

【人中位置】位於面部，當人中溝的上 1/3 與中 1/3 的交點處。

【操作方法】用拇指指端點按人中 1～3 分鐘，以局部有酸脹感為度。

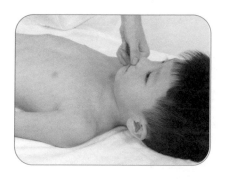

按壓印堂 1 分鐘

【印堂位置】位於額部，當兩眉頭之中間處。

【操作方法】將食指、中指併攏，用指腹按壓印堂 1 分鐘，以局部皮膚潮紅為度。

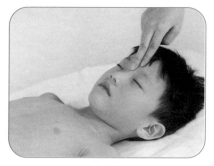

推擦迎香 1～2 分鐘

【迎香位置】位於鼻翼外緣中點旁，當鼻唇溝中。

【操作方法】用拇指指腹從鼻梁兩側至迎香，從上向下推擦 1～2 分鐘，以局部產生熱感為度。

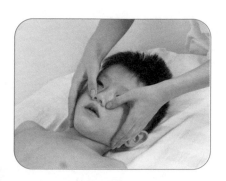

按揉合谷 1～3 分鐘

【合谷位置】位於手背，第一、二掌骨間，當第二掌骨橈側的中點處。

【操作方法】用拇指指腹以順時針方向按揉合谷 1～3 分鐘，以局部有酸脹感為度。

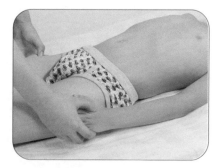

隨證加減

風寒犯肺型	按風池，清肺經，掐外勞宮。

送給媽媽們的 TIPS

杜絕過敏原

　　治療過敏性鼻炎還應著重放在預防上，遠離過敏原，避免接觸毛皮、地毯、羽絨製品，如不用羽絨枕頭、羽絨被和席夢思床墊等。

保持鼻腔濕潤

　　日常多給孩子喝白開水，以利於緩解鼻炎。如果鼻腔分泌物過多，可以用熱水、蒸汽霧化薰鼻，家長還可以經常用生理鹽水給孩子洗鼻。

寶寶飲食調理

黃精茅根茶

　　黃精 50 克，白茅根 30 克。將黃精、白茅根一同研成細末，每次取 5～7 克，放入杯中，用開水沖泡，靜置 5 分鐘，至藥材析出有效成分，代茶飲用，每日 2 次，有益於鼻炎的治療。

芝麻蜂蜜粥

　　黑芝麻 50 克，粳米 200 克，蜂蜜 50 克。先將黑芝麻炒熟，研成細末；用慢火熬粳米，待米開花後，加入芝麻末和蜂蜜，熬至粥成，早晚食用。

佝僂病（維生素 D 缺乏病）——好發於兒童期

佝僂病（維生素 D 缺乏病）是由於日曬少（皮膚經紫外線照射後，可使維生素 D 前體轉變為有效的維生素 D）、攝入不足（奶、蛋、肝、魚等食物）、吸收障礙（小腸疾病）及需要量增加（小兒、孕婦、乳母）等因素，使體內維生素 D 不足而引起的全身性鈣、磷代謝失常和骨骼改變。

其突出的表現是小兒的佝僂病和成人的骨軟化症並伴有骨質疏鬆症，同時影響神經、肌肉、造血、免疫等組織器官的功能，嚴重影響兒童的生長發育。

寶寶中招了嗎？

佝僂病主要表現為精神神經症狀。小兒易激惹、煩躁、睡眠不安、夜啼、夜哭、多汗，由於汗水刺激，睡時經常搖頭擦枕，以致枕後脫髮（枕禿）。隨著病情進展，出現肌張力低下，關節韌帶鬆懈，腹部膨大如蛙腹。患兒動作發育遲緩，獨立行走較晚。重症佝僂病常伴貧血、肝脾腫大，營養不良，免疫力減弱，易患腹瀉、肺炎。血鈣過低，可出現低鈣抽筋，面部及手足肌肉抽搐或全身驚厥，發作短暫約數分鐘即停止，但亦可間歇性頻繁發作，嚴重的驚厥可因喉痙攣引起窒息。

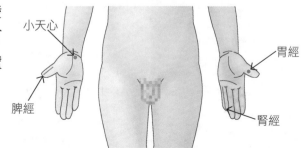

小天心

胃經

脾經

腎經

國醫大師支招

補脾經 100 次

【脾經位置】位於拇指橈側緣或拇指末節螺紋面。

【操作方法】用拇指螺紋面貼穴位上，循拇指橈側邊緣向指根直推100 次。

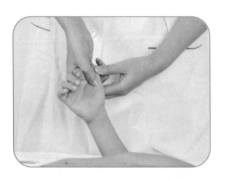

補腎經 100 次

【腎經位置】位於小指末節的螺紋面。

【操作方法】用拇指指端螺紋面貼穴位上，由指尖向指根方向直推，反覆操作 100 次。

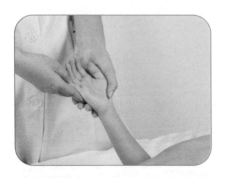

補胃經 100 次

【胃經位置】位於拇指掌側第一指節。

【操作方法】用拇指指端螺紋面貼穴位上，做旋推，反覆操作100 次。

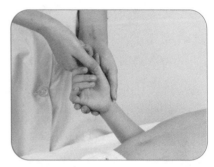

揉搗掐小天心 10 次

【小天心位置】位於大小魚際交界處凹陷中，內勞宮之上，總筋之下。

【操作方法】用拇指指端螺紋面貼穴位上，做按揉、搗、掐動作，反覆操作 10 次。

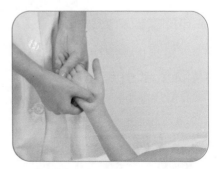

第四章

不同體質小兒的
推拿方法

中醫向來講究「辨證施治」，就是説祛病健體要根據每個人的不同情況來進行，同樣，給孩子進行經絡推拿也要根據體質採取正確的推拿調理方法。

如果父母平時給孩子做一些調理體質的推拿，可以有效地增強寶寶的抵抗力。

氣虛體質的推拿法

體質自測

季節交替或天氣變化較大時，容易引發感冒、過敏等疾病。	◎是◎否
形體消瘦或偏胖，説話聲音低微，氣息細弱，夜間呼吸時喉間嘶嚯聲響。	◎是◎否
面色蒼白，容易出汗，活動的時候出汗更明顯。	◎是◎否
抵抗力較差，容易生病，病後恢復比較慢。	◎是◎否
平時鼻腔常乾燥，天氣冷時清涕較多。	◎是◎否
不愛説話，人多的場合容易怯場。	◎是◎否
咳嗽無力，整個人看起來很虛弱，沒有血色。	◎是◎否

分析結果：若選項有四項以上為是，則為氣虛體質或偏於氣虛體質。

具體表現

形體消瘦或偏胖，面色白，聲音低怯，氣息細弱，眼瞼水腫，皮膚不溫或乾燥，喉間常有痰液，夜間呼吸時喉間有痰鳴或嘶嚯聲響，平時易感冒，且反覆感冒，食量小，易出汗，鼻子乾燥或遇冷時清涕較多，環境變化時適應能力較差，易感冒、過敏。

發病傾向

季節交替或天氣變化時，易引發感冒、過敏和皮膚病等。

推三關 100 ～ 300 次

用食指、中指兩指指腹從小兒手腕推向肘部，推 100 ～ 300 次為宜。

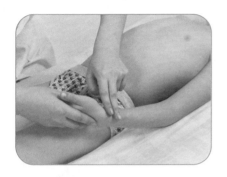

提拿風池 20 次

用拇指、食指用力提拿風池穴，有節奏地一緊一鬆 20 次，力度適中，速度均勻。

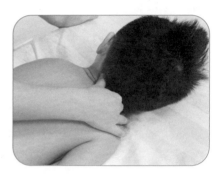

推坎宮 30 ～ 50 次

用雙手拇指從眉心推至眉梢，推摩坎宮穴 30 ～ 50 次，力度由輕至重，以眉心微微發紅為度。

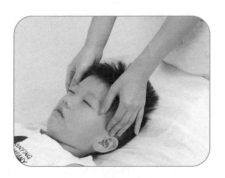

補肺經 100 ～ 500 次

拇指指腹順時針旋轉推動小兒的無名指末節螺紋面，推 100 ～ 500 次，施力時保持均勻的力度與速度。

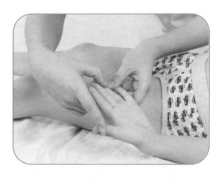

肝火旺體質的推拿法

體質自測

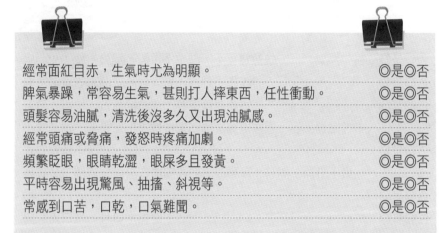

經常面紅目赤，生氣時尤為明顯。	◎是◎否
脾氣暴躁，常容易生氣，甚則打人摔東西，任性衝動。	◎是◎否
頭髮容易油膩，清洗後沒多久又出現油膩感。	◎是◎否
經常頭痛或脅痛，發怒時疼痛加劇。	◎是◎否
頻繁眨眼，眼睛乾澀，眼屎多且發黃。	◎是◎否
平時容易出現驚風、抽搐、斜視等。	◎是◎否
常感到口苦，口乾，口氣難聞。	◎是◎否

分析結果：若選項有四項以上為是，則為肝火旺體質或肝火偏旺體質。

具體表現

盜汗，面紅目赤，頭髮油膩，頭屑多，鼻梁色青，口唇青紫，口苦口乾，擠眉弄眼，頻繁眨眼，眼屎多，吐舌弄舌，夜臥難安，頻頻轉換睡姿，心煩，躁擾不寧，常磨牙，聽力下降，大便色青，小便短赤，反覆口腔潰瘍。

發病傾向

易患肝風內動或肝火上炎或目系疾病，如驚風、抽搐、弱視、結膜炎、頭痛、眩暈等病症。

搗揉小天心 100 次

以中指指尖或屈曲的指關節搗小天心穴 3～5 次，再用拇指指腹揉小天心 100 次。

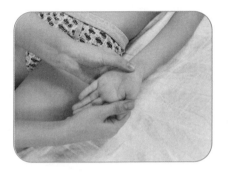

清肝經 100～200 次

用拇指指腹由食指掌面末節指紋推向指尖 100～200 次。

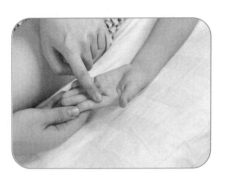

掐按太衝 1～3 分鐘

以拇指指尖掐按太衝穴 1～3 分鐘，力度適中，再用相同的方法掐按另一側太衝穴。

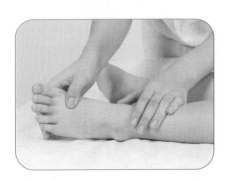

分推脅肋 80～100 次

將手掌平伏按於脅肋後，以均衡的壓力抹向天樞穴，對側以同樣手法操作。操作 80～100 次。

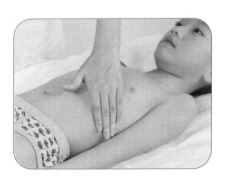

脾虛體質的推拿法

體質自測

説話少，懶得説話，遇事不主動，不喜歡運動。	◎是◎否
面色萎黃，水腫或身體消瘦，四肢不溫。	◎是◎否
唇色、指甲、舌質顏色淡，容易有地圖舌。	◎是◎否
不愛吃飯，或飯量小，對食譜的變化難以適應，容易腹脹，大便稀溏不成形。	◎是◎否
容易發生腸胃、消化方面的病症，如腹瀉、打嗝、消化不良等。	◎是◎否
經常流口水，且口水清稀。	◎是◎否
睡覺時眼睛露縫，好像總是閉不合。	◎是◎否

分析結果：若選項有四項以上為是，則為脾虛體質或偏於脾虛體質。

具體表現

　　面色萎黃，或面部有白斑，眼周或見腫脹，唇色、指甲、舌質色淡，身體消瘦，肌肉鬆散不實，或身體水腫，腹部凹陷如舟，容易腹脹，四肢痿軟無力、不溫，易疲乏，不愛運動，易出汗，流涎多，食慾不振，大便常稀溏不成形或泄瀉不消化食物，小便短少。

發病傾向

　　易患脾胃腸道方面的病症，如消化不良、腹瀉、嘔吐、腸炎等。

補脾經 100 ～ 200 次

將拇指屈曲，循拇指橈側緣由孩子的指尖向指根方向直推 100 ～ 200 次。

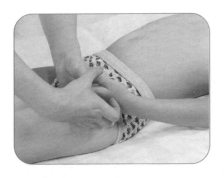

運內八卦 100 ～ 200 次

用食指、中指兩指指腹按壓在掌心上，順時針運揉 100 ～ 200 次。

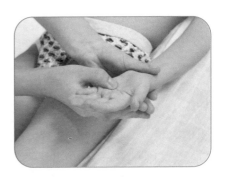

揉按足三里 50 ～ 100 次

用拇指指腹用力按壓足三里穴一下，再順時針揉三下，操作 50 ～ 100 次。

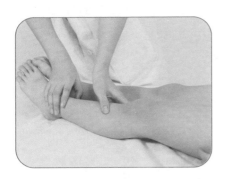

捏脊 50 ～ 100 次

以兩手拇指置於脊柱兩側，從下向上推進，邊推邊以食指、中指捏拿起脊旁皮膚，操作 50 ～ 100 次。

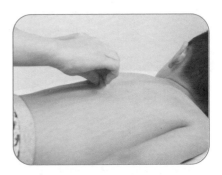

心火旺體質的推拿法

體質自測

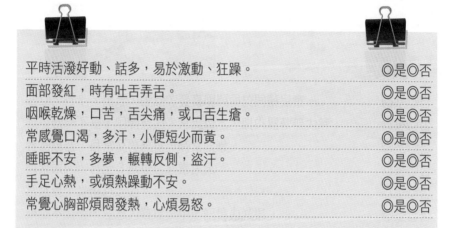

平時活潑好動、話多，易於激動、狂躁。	◎是◎否
面部發紅，時有吐舌弄舌。	◎是◎否
咽喉乾燥，口苦，舌尖痛，或口舌生瘡。	◎是◎否
常感覺口渴，多汗，小便短少而黃。	◎是◎否
睡眠不安，多夢，輾轉反側，盜汗。	◎是◎否
手足心熱，或煩熱躁動不安。	◎是◎否
常覺心胸部煩悶發熱，心煩易怒。	◎是◎否

分析結果：若選項有四項以上為是，則為肝火旺體質或肝火偏旺體質。

具體表現

　　顏面潮紅，兩顴尤甚，結膜充血，扁桃體紅腫，咽喉乾燥不爽，口渴、飲水多，心煩，夜臥不安，睡中驚惕或啼哭，時有夢話，多汗，小便短少而黃。活潑好動，喜笑顏開，話語多。

發病傾向

　　易患口腔潰瘍、口舌生瘡等口腔疾患，小便疼痛、血尿等泌尿系統疾病，冠心病、高血壓、高血脂症等心血管疾病。

清心經 100 ～ 200 次

　　以拇指指腹自中指根橫紋處推向指尖，推 100 ～ 200 次。

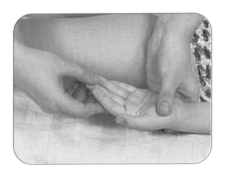

打馬過河 20 次

　　用拇指指腹運內勞宮，再以食指、中指指端沿著天河水向上拍打至洪池為一次，拍打 20 次。

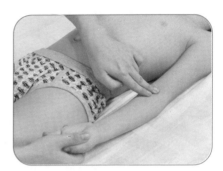

黃蜂入洞 50 次

　　用中指的指端著力，緊貼在患兒兩鼻翼內側下緣處，以腕關節為主動，帶動著力部分做不間斷的揉動 50 次。

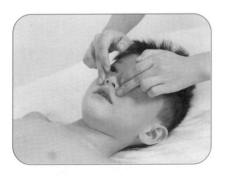

退六腑 100 次

　　用拇指指腹自肘推向腕，推 100 次，力度由輕至重，再由重至輕。

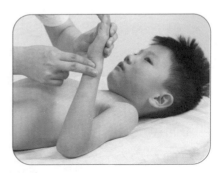

腎虛體質的推拿法

體質自測

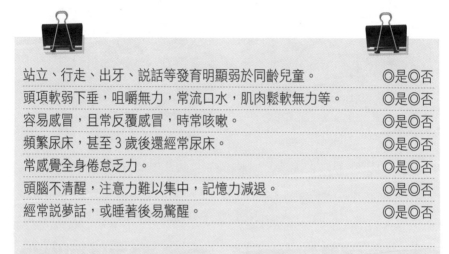

站立、行走、出牙、説話等發育明顯弱於同齡兒童。	◎是◎否
頭項軟弱下垂，咀嚼無力，常流口水，肌肉鬆軟無力等。	◎是◎否
容易感冒，且常反覆感冒，時常咳嗽。	◎是◎否
頻繁尿床，甚至3歲後還經常尿床。	◎是◎否
常感覺全身倦怠乏力。	◎是◎否
頭腦不清醒，注意力難以集中，記憶力減退。	◎是◎否
經常説夢話，或睡著後易驚醒。	◎是◎否

分析結果：若選項有四項以上為是，則為腎虛體質或偏於腎虛體質。

具體表現

　　發育遲緩，坐立行走及牙齒生長均明顯遲於正常同齡小兒，甚者四五歲後尚不能行走；頭、頸、四肢、肌肉與胃口較同齡兒童差；囟門遲閉，方頭；智力水準和反應能力均較正常兒童差；沒精打采，神情呆滯，注意力不集中；耳不聰，目不明；面色灰黑，眶周黑，汗多，小便多，遺尿，身材瘦小，唇甲色淡。

發病傾向

　　男性易患陽痿、早泄等，女性易患月經不調、閉經等，及盜汗、耳鳴耳聾、視物不清、水腫、腎炎等病症。

補腎經 100 次

　　用拇指螺紋面順時針旋轉推動小指螺紋面 100 次。

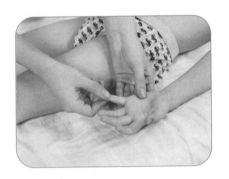

直擦腰● 50 次

　　將手掌置於腰部，用掌根部橫擦腰骶 50 次，以局部透熱為度。

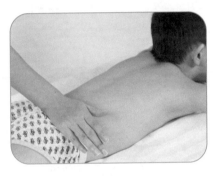

揉腎俞 130 次

　　用拇指指腹點按腎俞穴 30 次，以順時針的方向揉按 50 次，再以逆時針的方向揉按 50 次。

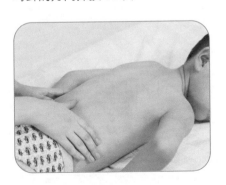

揉關元 1 ～ 3 分鐘

　　搓熱掌心，用掌心順時針揉按關元穴 1 ～ 3 分鐘，以局部皮膚潮紅為度。

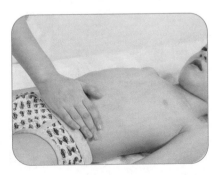

過敏體質的推拿法

體質自測

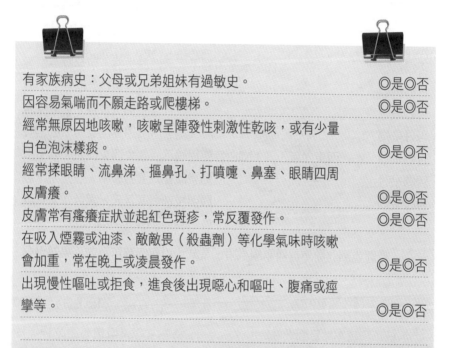

有家族病史：父母或兄弟姐妹有過敏史。	◎是◎否
因容易氣喘而不願走路或爬樓梯。	◎是◎否
經常無原因地咳嗽，咳嗽呈陣發性刺激性乾咳，或有少量白色泡沫樣痰。	◎是◎否
經常揉眼睛、流鼻涕、摳鼻孔、打噴嚏、鼻塞、眼睛四周皮膚癢。	◎是◎否
皮膚常有瘙癢症狀並起紅色斑疹，常反覆發作。	◎是◎否
在吸入煙霧或油漆、敵敵畏（殺蟲劑）等化學氣味時咳嗽會加重，常在晚上或凌晨發作。	◎是◎否
出現慢性嘔吐或拒食，進食後出現噁心和嘔吐、腹痛或痙攣等。	◎是◎否

分析結果：若選項有四項以上為是，則為過敏體質或易過敏體質。

具體表現

　　環境、氣候、季節、食譜、衣飾、日常用品等改變時，易出現皮膚、鼻息、呼吸、消化、血管和血液等的異常改變。皮膚多出現瘙癢、疹子、丘疹塊、紫癜或破潰流水、流膿等；鼻息與呼吸多表現為咳嗽、喉癢、哮喘、流清涕、打噴嚏、鼻塞

等；消化受到影響可見噁心、嘔吐、腹痛、腹瀉等；血管及血液的異常則表現為面赤、發熱、蛋白尿等。

發病傾向

易患過敏性疾病，如濕疹、哮喘、過敏性鼻炎、過敏性腹瀉、過敏性紫癜、花粉症、藥物過敏等。

補肺經 100 次

拇指指腹順時針旋轉推動小兒的無名指末節螺紋面 100 次。

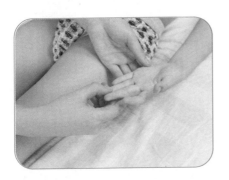

揉風門 20 ～ 30 次

用食指、中指兩指指腹按壓在風門穴上，以順時針的方向揉按20 ～ 30 次。

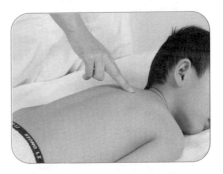

捏脊 50 ～ 100 次

以兩手拇指置於脊柱兩側，從下向上推進，邊推邊以食指、中指捏拿起脊旁皮膚，操作 50 ～ 100 次。

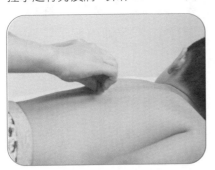

退六腑 100 次

用拇指指腹自肘推向腕，推100 次，力度由輕至重，再由重至輕。

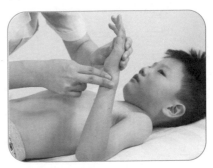

陽虛體質的推拿法

體質自測

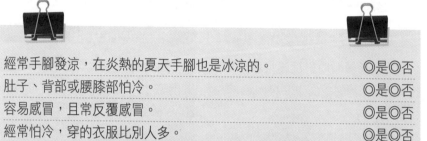

經常手腳發涼，在炎熱的夏天手腳也是冰涼的。	◎是◎否
肚子、背部或腰膝部怕冷。	◎是◎否
容易感冒，且常反覆感冒。	◎是◎否
經常怕冷，穿的衣服比別人多。	◎是◎否
吃（喝）涼的東西會感到不舒服或者怕吃（喝）涼的東西。	◎是◎否
經常很安靜，不想説話或者懶得説話。	◎是◎否
排尿次數頻繁，天氣寒冷時更明顯。	◎是◎否

分析結果：若選項有四項以上為是，則為陽虛體質或偏於陽虛體質。

具體表現

疲倦怕冷，四肢冰冷、唇色蒼白，少氣懶言，嗜睡乏力，男性遺精，女性白帶清稀，易腹瀉，排尿次數頻繁，性慾衰退，畏冷，手足不溫，易出汗，喜熱飲食，精神不振，睡眠偏多。

發病傾向

易患感冒、自汗、水腫、咳喘、遺尿、便秘、消渴等病症。

掌摩神闕 100～200 次

將手掌搓熱後，以掌面在腹部皮膚表面做順時針回旋性的摩動，摩 100～200 次。

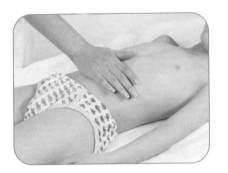

掌揉氣海 100～200 次

將掌心置於氣海上，用力揉動局部皮膚 100～200 次。

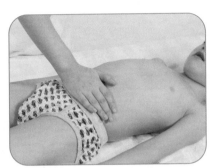

推揉關元 2～3 分鐘

將手掌搓熱後，用手掌根部推揉關元穴 2～3 分鐘。

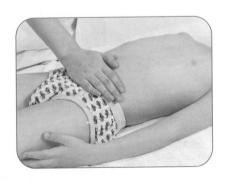

揉按命門 100～200 次

將拇指指腹置於命門穴上，稍用力揉按 100～200 次。

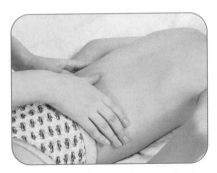

陰虛體質的推拿法

體質自測

性格較外向，活潑好動，閑不住，遇事容易著急不冷靜。	◎是◎否
形體消瘦，兩顴潮紅，像打了重重的腮紅。	◎是◎否
體溫正常，但經常感覺身體發熱，午後到傍晚尤為明顯。	◎是◎否
耐冷不耐熱，手足心胸口發熱，喜歡接觸冰涼的物體，喜歡喝冷飲。	◎是◎否
晚上睡覺經常出汗，嚴重時枕頭、床單都濕透了。	◎是◎否
頭髮、皮膚乾枯，沒有光澤，經常感覺口乾。	◎是◎否
大便常乾燥，小便短少而顏色發黃。	◎是◎否

分析結果：若選項有四項以上為是，則為陰虛體質或偏於陰虛體質。

具體表現

　　形體消瘦，兩顴潮紅，手足心熱，潮熱盜汗，心煩易怒，口乾唇燥，乾咳，痰少黏白，或痰中帶血絲，咽喉乾燥，眼睛乾澀，頭髮、皮膚乾枯，不思飲食，大便硬結，小便短少而黃，舌乾紅、少苔，甚至光滑無苔。

發病傾向

　　易易患虛勞、失眠、便秘、乾燥綜合徵、高血壓等病症。

掐揉二馬 50 次

用拇指指尖重掐二馬穴 5 次，再用拇指指腹揉二馬穴 50 次，按揉時要帶動皮下組織，以局部有酸脹感為宜。

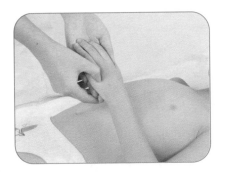

運內勞宮 10 ～ 30 次

以拇指指腹自小兒小指根起，經掌小橫紋、小天心穴運至內勞宮穴 10 ～ 30 次。

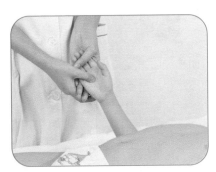

掌揉氣海、關元 100 次

將掌心置於氣海穴、關元穴上，以順時針的方向揉按 100 次。

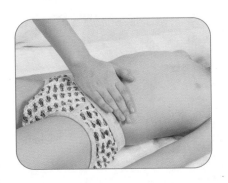

搓擦湧泉 50 次

以手掌大魚際搓擦湧泉穴 50 次，以皮膚透熱為度。

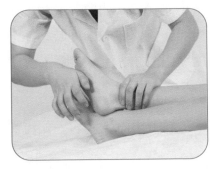

血瘀體質的推拿法

體質自測

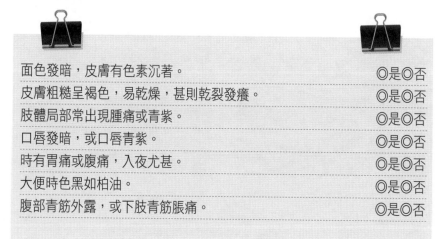

面色發暗，皮膚有色素沉著。	◎是◎否
皮膚粗糙呈褐色，易乾燥，甚則乾裂發癢。	◎是◎否
肢體局部常出現腫痛或青紫。	◎是◎否
口唇發暗，或口唇青紫。	◎是◎否
時有胃痛或腹痛，入夜尤甚。	◎是◎否
大便時色黑如柏油。	◎是◎否
腹部青筋外露，或下肢青筋脹痛。	◎是◎否

分析結果： 若選項有四項以上為是，則為血瘀體質或偏於血瘀體質。

具體表現

身體消瘦，面色發暗發黑，皮膚暗沉、有色素沉著，皮膚粗糙乾燥、角化過度，呈褐色，如鱗狀，或有紫斑，或肌膚有微小血脈絲狀如縷，或腹部青筋外露，或下肢青筋脹痛，口唇指甲顏色紫暗。刷牙時牙齦容易出血，眼睛經常有紅絲，大便色黑如柏油，舌質紫暗，或見瘀斑瘀點。

發病傾向

易患出血性疾病，如流鼻血、便血等；易患中風、冠心病等疾病。

按血海 50 次

用拇指指腹揉按血海穴 50 次，以順時針方向揉按，著力由輕漸漸加重，再由重漸漸減輕。

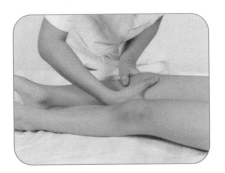

揉按三陰交 30 次

用拇指指腹揉按三陰交穴 30 次，以局部有酸痛感為宜。

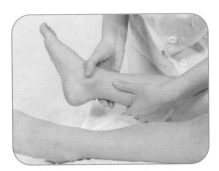

揉按肝俞 20 ～ 60 次

用拇指指腹順時針揉按肝俞穴 10 ～ 30 次，再逆時針揉按 10 ～ 30 次，力度由輕至重，再由重至輕。

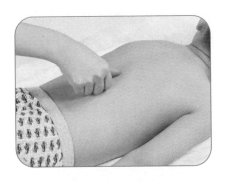

點按太衝 60 ～ 80 次

用拇指指腹點按太衝穴 10 ～ 30 次，再用拇指指腹揉按 50 次。

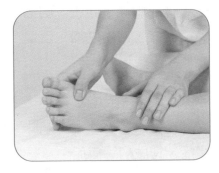

痰濕體質的推拿法

體質自測

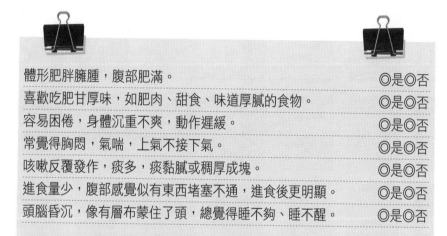

體形肥胖臃腫，腹部肥滿。	◎是◎否
喜歡吃肥甘厚味，如肥肉、甜食、味道厚膩的食物。	◎是◎否
容易困倦，身體沉重不爽，動作遲緩。	◎是◎否
常覺得胸悶，氣喘，上氣不接下氣。	◎是◎否
咳嗽反覆發作，痰多，痰黏膩或稠厚成塊。	◎是◎否
進食量少，腹部感覺似有東西堵塞不通，進食後更明顯。	◎是◎否
頭腦昏沉，像有層布蒙住了頭，總覺得睡不夠、睡不醒。	◎是◎否

分析結果：若選項有四項以上為是，則為痰濕體質或偏於痰濕體質。

具體表現

體形肥胖臃腫，身體沉重，行動不便，四肢倦怠，動作遲緩，腹部肥滿，腹脹，胸悶，氣短，痰多或黏膩或稠厚成塊，鼻流濁涕，口中黏滯、流涎，喜食肥甘厚膩，食少多睡困乏，大便多不成形。

發病傾向

易患水腫、哮喘、肥胖、抑鬱症、冠心病、高血壓、高血脂症、糖尿病等病症。

分推膻中 30 ～ 50 次

用食指、中指二指從膻中穴向兩邊分推至乳頭處 30 ～ 50 次。

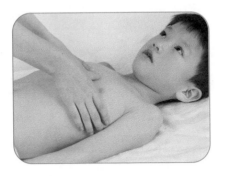

掌揉中脘 100 ～ 200 次

用手掌緊貼中脘穴揉動，幅度逐漸擴大，揉按 100 ～ 200 次。

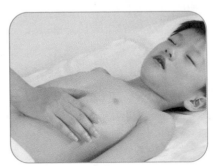

揉按豐隆 60 ～ 100 次

用拇指指腹按壓在豐隆穴上，順時針揉按 30 ～ 50 次，再逆時針揉按 30 ～ 50 次。

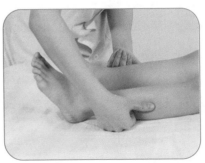

揉按脾俞 100 ～ 200 次

用拇指指腹順時針揉按脾俞穴 50 ～ 100 次，再逆時針揉按 50 ～ 100 次，力度由輕至重，再由重至輕。

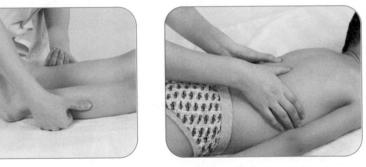

養生保健 古今養生保健法 強身健體增加身體免疫力

 醫療養生氣功

 中國氣功圖譜

 少林醫療氣功精粹

 龍形實用氣功

 魚戲增視強身氣功

 道家玄牝氣功

 仙家祕傳祛病功

 少林十大健身功

 中國自控氣功

 醫療防癌氣功

 醫療強身氣功

 醫療點穴氣功

 中國八卦如意功

 正宗馬禮堂養氣功

 道家筋經內丹功

 三元開慧功

 防癌治癌新氣功

 禪定與信家氣功修煉

 顛倒之術

 簡明氣功辭典

 八卦三合功

 朱砂掌健身養生功

 抗老功

 意氣按穴排濁自療法

 健身祛病小功法

 張氏太極混元功

 中國少林禪密功

 郭林新氣功

 太極

 現代原始氣功

 開脈太極

 溫養功

 太極內功養生法

 無極養生氣功

 小周天健康法

 易筋經

 洗髓經

 精功易筋經

 武當門七心活氣功

 千峰健身法

 養生導引術

 養生長壽功

 太極拳內功養生心法

 意拳

 靜坐要訣

 啟動自癒力

 洗髓經健身術

 道家太極棒氣功內功

休閒保健叢書

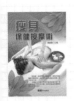
瘦身
保健按摩術

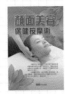
顏面美容
保健按摩術

足部
保健按摩術

養生保健
按摩術

頭部
穴道保健術

健身
醫療運動處方

塑身 美容 美體
點穴術

中外保健按摩
技法全集

中醫
三養生補

運動創傷
康復診療

養生
抗衰指南

創傷骨折
救護與康復

百病
全身按摩療法

拔罐
排毒
一身輕

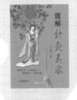
圖解
針灸美容

圖解針灸減肥

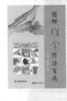
圖解
推拿防治百病

辨舌診病按摩

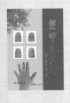
掌甲診病法

現代女性養生

現代男性養生

每天3分鐘
永保安康
脊柱養生術
吳氏正椎法

快速望診
斷健康

易經筋推拿療法

針灸
特效穴位圖解

按摩
特效穴速成

養生保健穴速成

312
經絡鍛鍊
治病實例

拍打
永保安康

易經筋微火針療法

董氏奇穴
按摩圖療法

順時養生法

針灸腧穴
圖解

足療
健康法

圍棋輕鬆學

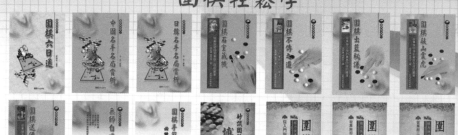

象棋輕鬆學

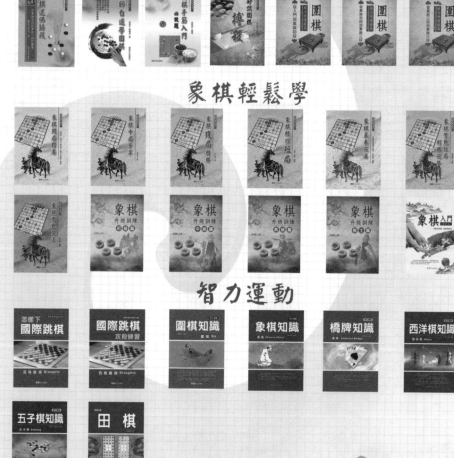

智力運動

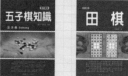

棋藝學堂

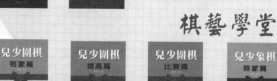

歡迎至本公司購買書籍

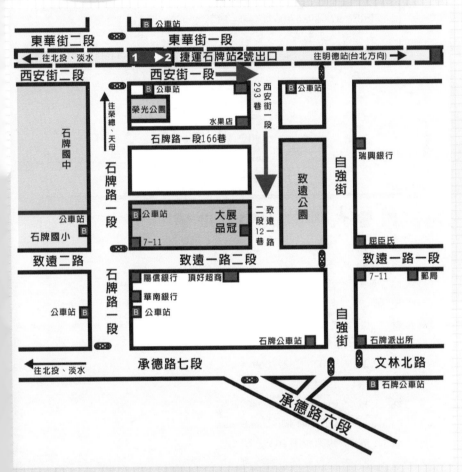

建議路線
1. 搭乘捷運‧公車

　　淡水線石牌站下車，由石牌捷運站2號出口出站(出站後靠右邊)，沿著捷運高架往台北方向走(往明德站方向)，其街名為西安街，約走100公尺(勿超過紅綠燈)，由西安街一段293巷進來(巷口有一公車站牌，站名為自強街口)，本公司位於致遠公園對面。搭公車者請於石牌站(石牌派出所)下車，走進自強街，遇致遠路口左轉，右手邊第一條巷子即為本社位置。

2. 自行開車或騎車

　　由承德路接石牌路，看到陽信銀行右轉，此條即為致遠一路二段，在遇到自強街(紅綠燈)前的巷子(致遠公園)左轉，即可看到本公司招牌。

國家圖書館出版品預行編目資料

國醫大師圖說小兒推拿／李業甫　主編　　──初版
　　──臺北市，品冠文化出版社，2021〔民 110 . 08〕
　　面；21 公分──（健康絕招；5）
　　ISBN 978－986－06717－0－4（平裝）
　　1. 推拿　2. 按摩　3. 經穴　4. 小兒科
　　413.92　　　　　　　　　　　　　　110009330

國醫大師圖說小兒推拿

主　　編／李業甫

責任編輯／王　　宜

發 行 人／蔡孟甫

出 版 者／品冠文化出版社

社　　址／台北市北投區（石牌）致遠一路 2 段 12 巷 1 號

電　　話／（02）28233123 · 28236031 · 28236033

傳　　真／（02）28272069

郵政劃撥／19346241

網　　址／www.dah-jaan.com.tw

E-mail／service@dah-jaan.com.tw

承 印 者／傳興印刷有限公司

裝　　訂／佳昇興業有限公司

排 版 者／弘益企業行

授 權 者／安徽科學技術出版社

初版1刷／2021 年（民 110）8 月

定　　價／330 元

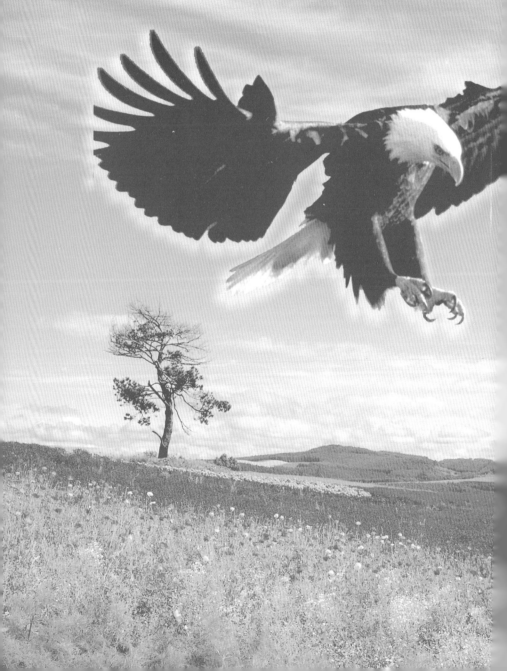

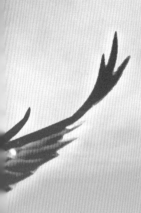

大展好書　好書大展

品嘗好書·　冠群可期